Tô grávida!
O QUE A GENTE FAZ AGORA?

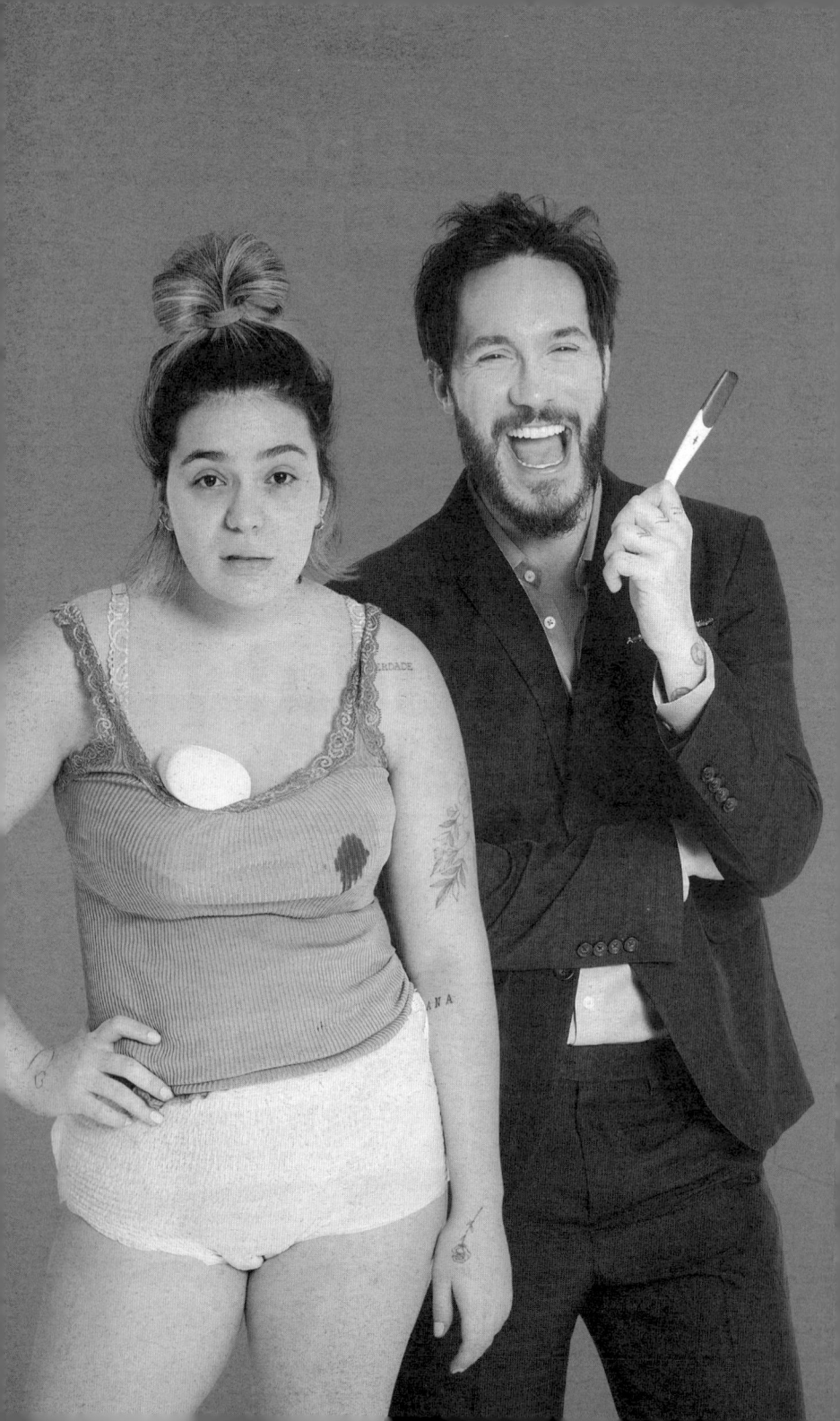

VIIH TUBE
ELIEZER

Tô grávida!
O QUE A GENTE FAZ AGORA?

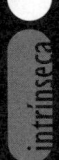
intrínseca

Copyright © 2024 by Vitória Di Felice e Eliezer do Carmo

REDAÇÃO FINAL
Atelier de Conteúdo
(Ariane Abdallah e Louise Bragado)

PROJETO GRÁFICO E DESIGN DE CAPA
Anderson Junqueira

FOTOS DE CAPA E MIOLO
Paulo Vitale

EDIÇÃO DE IMAGENS
Fernando Souza

CIP-BRASIL. CATALOGAÇÃO NA PUBLICAÇÃO
SINDICATO NACIONAL DOS EDITORES DE LIVROS, RJ

T821t

    Tube, Viih

        Tô grávida! o que a gente faz agora? / Viih Tube, Eliezer do Carmo. - 1. ed. - Rio de Janeiro : Intrínseca, 2024.

        ISBN 978-85-510-0980-2

        1. Tube, Viih. 2. Carmo, Eliezer do. 3. Mães - Biografia. 4. Pais - Biografia. 5. Maternidade. 6. Paternidade. I. Carmo, Eliezer do. II. Título.

24-92515   CDD: 920.72
                      CDU: 929-055.52

Gabriela Faray Ferreira Lopes - Bibliotecária - CRB-7/6643

[2024]
Todos os direitos desta edição reservados à
EDITORA INTRÍNSECA LTDA.
Av. das Américas, 500, bloco 12, sala 303
22640-904 — Barra da Tijuca
Rio de Janeiro — RJ
Tel./Fax: (21) 3206-7400
www.intrinseca.com.br

Sumário

INTRODUÇÃO
Vai dar tudo certo
6

1
Sonhos diferentes, mesmo caminho
11

2
Estamos grávidos
49

3
Sexo na gravidez
99

4
Puerpério: ser mãe é esse caos?
115

5
Amamentação
165

6
A curva do crescimento
197

7
Como lidar com a cólica?
223

8
Assaduras: nosso protocolo de cuidados
239

9
A criação da Lua
253

10
Paternidade: o pai só nasce com o bebê?
277

11
A volta da mãe: uma velha de 23 anos
289

12
Medos em excesso
303

EPÍLOGO
O próximo capítulo das nossas vidas começou
320

AGRADECIMENTOS
349

Introdução
Vai dar tudo certo

A maternidade é um desafio e uma realização ao mesmo tempo. A paternidade também, a seu modo. A mulher vive a gestação e a maternidade de um jeito, e o homem vivencia a paternidade de outro, totalmente diferente. Esta é a realidade na casa de todo mundo que tem filhos. Queríamos contar que, com a gente, foi assim também. Por isso, trazemos dois pontos de vista no livro: o da mãe, da mulher; e o do pai, do homem. Revelamos o que cada um de nós estava sentindo e pensando ao vivenciar a mesma situação.

Cada um escrevendo do seu jeito, como lembrava, e não compartilhamos as leituras. Vamos ler pela primeira vez o relato um do outro agora, com a publicação do livro.

Estamos tão curiosos e ansiosos quanto vocês!

Tudo começou no fim de 2023. Conversávamos sobre nossos sonhos para o ano seguinte quando tivemos uma ideia: e se escrevêssemos um livro juntos, mas apresentando separadamente a visão de cada um sobre a maternidade e a paternidade?

Desde que engravidamos, os temas se tornaram centrais em nossa vida. A gestação e o nascimento da Lua mudaram por completo nossa maneira de enxergar a rotina, o relacionamento, nossa vida como casal e, agora, como pais que já esperam o segundo bebê, nosso Sol, Ravi.

Também sentimos que as pessoas que nos acompanham têm curiosidade de saber se o que mostramos nas redes sociais é realmente verdade. Um spoiler: é verdade, mas a vida fora das câmeras é ainda mais real. Portanto, este livro traz segredos, bastidores e medos que nunca havíamos compartilhado. Revelamos fatos que nunca contamos antes porque tínhamos receio de sermos julgados. Agora, em outra fase, já não nos incomoda mais. É um livro que revela bastante da nossa intimidade.

Para isso, começamos a nos lembrar de tudo o que sentimos: o medo, a culpa, as dúvidas, as frustrações e, claro, as alegrias e as conquistas de cada fase, da gestação ao início da criação da Lua. Por termos compartilhado nosso dia a dia real desde que anunciamos publicamente a gravidez, sabemos que muitas pessoas se identificam com nossa experiência. Recebemos relatos diários de pais e mães — mas principalmente de mães — que vivem situações muito semelhantes às que passamos (muitas vezes parecem iguais!).

Escrever este livro é uma maneira de dizer a todos os pais e mães:

Calma, vai dar tudo certo.

Sim, pode ser desesperador em vários momentos, mas vai dar tudo certo. Confia. Além disso, é um jeito gostoso de recordar a história da nossa família. Tivemos essa sensação boa em vários momentos ao escrever e, daqui a alguns anos, poderemos reler o livro e redescobrir trechos e detalhes da nossa trajetória.

Nossa história é a história comum de muitos casais que estavam há pouco tempo juntos, e, de repente:

Tô grávida! O que a gente faz agora?

Nosso objetivo não é trazer uma visão técnica da maternidade, porque já existem vários livros técnicos (inclusive, lemos muitos deles) sobre gestação, como lidar com o puerpério, como educar a criança. Em vez disso, trazemos uma percepção real sobre o que passamos: a descoberta da gravidez, as mudanças corporais, os desejos de grávida, o dia do parto, o puerpério, a amamentação, a introdução alimentar, a criação da Lua, nossa vida em família, nossos planos para o futuro. E tudo isso sempre com a dualidade dos nossos pontos de vista, porque acreditamos que ajudará quem está lendo a entender a visão do parceiro ou da parceira. No fim das contas, para um relacionamento funcionar, tem que haver equilíbrio entre duas experiências diferentes.

Acima de tudo, queremos trazer leveza para as mães e responsabilidade para os pais. Muitas vezes, o que uma mãe mais precisa é ouvir: "Estou com você, está tudo bem." Está tudo bem não conseguir cumprir todas as tarefas do dia, não conseguir amamentar até os dois anos como você sonhava, não conseguir ter parto normal como você queria. A mãe já nasce com uma culpa, mas o pai, geralmente, não. Este é um livro para que as mães se cobrem menos e os pais entendam a importância de serem presentes e engajados desde a gestação.

Independentemente da fase que cada pai ou mãe vive com o filho, da classe social ou condição financeira, ou ainda de questões pessoais, haverá desafios que toda mãe ou pai vão enfrentar. A maternidade e a paternidade são as experiências mais maravilhosas da nossa vida, e demandam muita dedicação. É um aprendizado possível vivê-la com suavidade e amor, em meio a tanta intensidade. Essa é nossa mensagem principal: o amor é o que acalma tudo, é o que move tudo na melhor direção.

Então, com muito amor, desejamos uma ótima leitura!

VIIH, ELI, LUA E RAVI

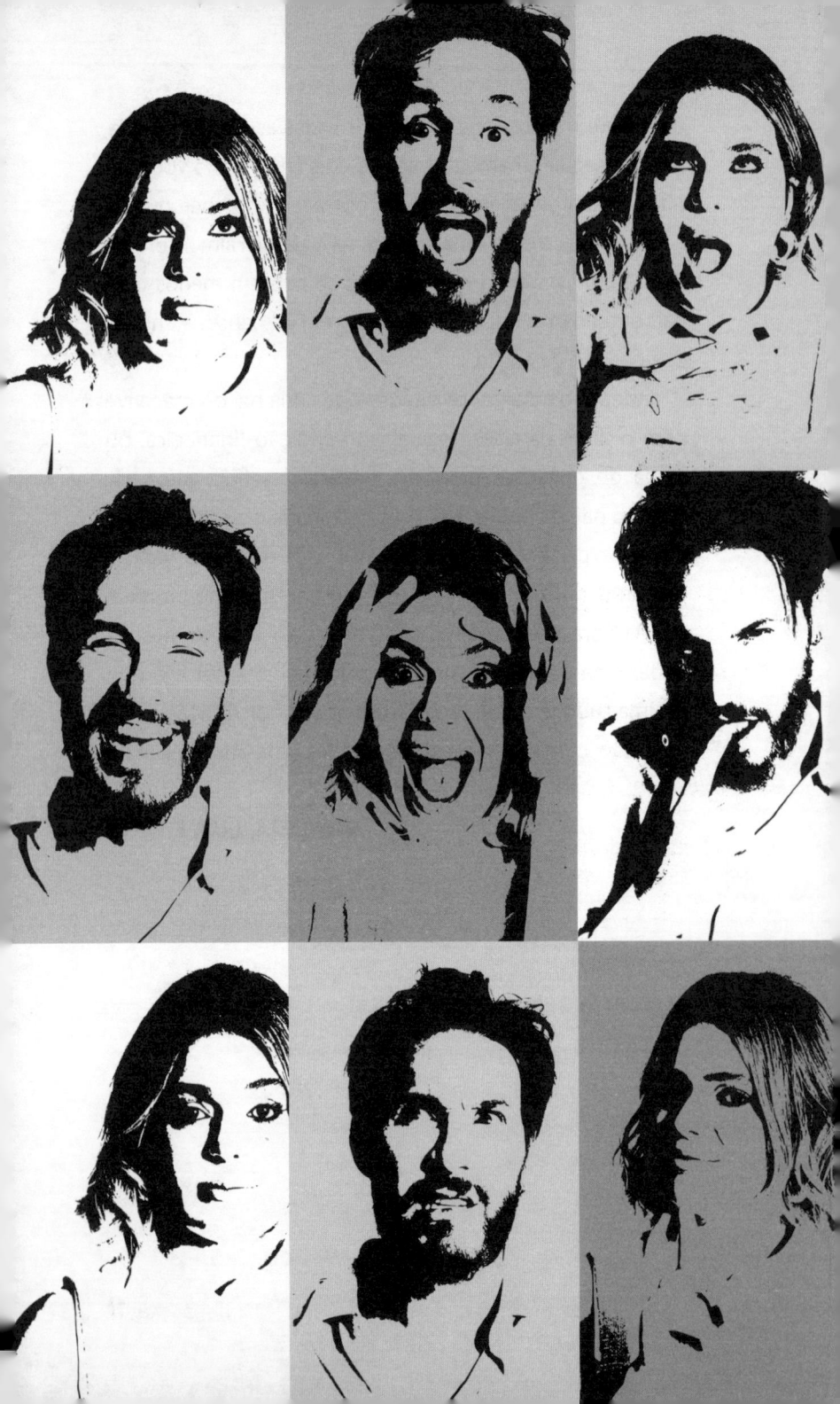

Sonhos diferentes, mesmo caminho

1

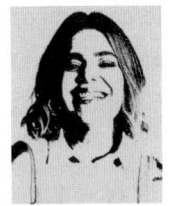 Sempre disse para amigos, família e nas redes sociais que o maior sonho da minha vida era ser mãe. Essa vontade vinha da criação maravilhosa que recebi da minha mãe, Viviane. Somos grudadas, temos uma intimidade gostosa e uma cumplicidade real. Nunca precisei ser a adolescente que mente e sai escondida. Quando perdi a virgindade, por exemplo, ela foi uma das primeiras pessoas para quem contei. E, quando meu canal começou a crescer no YouTube, ela também foi a principal incentivadora, apesar de, no início, ter ficado com medo da exposição que a internet traria, de eu criar muita expectativa e me magoar. Coisas de mãe.

Eu não imaginava que o Viih Tube se tornaria o que se tornou. Criei o canal porque me fazia bem. Gostava de ligar a câmera, falar sobre meus sentimentos e postar os vídeos, sem compromisso. Mesmo quando passei a ganhar dinheiro, ainda era uma espécie de "segunda opção", porque o que eu queria mesmo, profissionalmente, era ser médica. Amava falar sobre o corpo humano e assistir a vídeos de cirurgias. Cheguei a ver o vídeo do meu próprio nascimento.

Com dezessete anos, eu prestaria meu primeiro vestibular. Já havia pagado a taxa de inscrição quando minha mãe disse: "Não. Você não vai fazer a prova." Ela me conhece. Sabia que, se eu não passasse de primeira, ficaria frustrada. E a chance de ser aprovada em um vestibular de medicina na primeira tentativa é muito baixa. Então ela me questionou: "Já que você vai ficar tentando até conseguir, será que esse é o momento de se dedicar a isso?" Ela argumentou — e me convenceu — que eu poderia cursar medicina em qualquer idade, depois dos trinta ou quarenta anos.

O canal, por outro lado, não poderia esperar esse tempo. Se estava crescendo naquele momento, por que não acreditar que cresceria ainda mais? Além disso, eu amava fazer os vídeos. "Seus olhos brilham quando você está gravando, postando, editando", ela disse, sem usar a palavra "influenciadora", que na época nem existia, e me trouxe a confiança de que eu precisava: "Eu sei que vai dar certo."

E deu.

Por causa do canal no YouTube e da empresa que construí em torno dele — com peças, livros e parcerias com marcas —, conquistei meu primeiro carro e comprei o apartamento onde morei em São Paulo até o início de 2024. Alcancei, enfim, a liberdade financeira. No entanto, com a fama vieram também os cancelamentos. Inclusive, costumo dizer que posso ser "coach de cancelamento", afinal, fui cancelada quatro vezes durante a adolescência e escrevi um livro sobre os episódios. Percebi muito cedo que a internet é um grande tribunal. Os cancelamentos me afetaram muito, eles jogam você lá embaixo.

Em meados de 2016, comecei a ter a sensação de que estava presa em uma caixinha. Eu tinha medo de falar qualquer coisa. Não havia sobrado nada, em mim, daquela menina que dizia o que queria e era desbocada. Hoje sei que nem é tão legal ser assim, eu me achava o máximo por ser toda sincerona. Então, naquele momento, com medo, perdi minha essência, virei uma influenciadora como qualquer outra, sem autenticidade. Cheguei a me questionar se era aquilo mesmo que me fazia feliz.

Ao mesmo tempo, não queria parar de gravar vídeos ou excluir o canal, porque me sustentava financeiramente. Então, passei quatro anos arrastando aquele sentimento. Até que, em 2020, resolvi falar publicamente sobre o assunto. Gravei vídeos nos quais me abri, um deles chamado "Eu me perdi de mim". Disse que estava apavorada e que havia passado os últimos anos tentando tratar na terapia o medo de ser julgada. O público entendeu o que eu sentia e parou de me atormentar com comentários maldosos sobre os cancelamentos. Mas, dentro de mim, ainda prevalecia aquela angústia.

Eu precisava de uma mudança de vida.

No mesmo ano, recebi o convite para participar da edição seguinte do maior reality show do Brasil, que começaria em janeiro de 2021. *Caramba, é isso!*, pensei. A virada de chave que eu esperava havia chegado. Para os outros, pode parecer o contrário: se eu estava com tanto medo de ser julgada, por que entraria em um programa onde seria filmada 24 horas por dia? Mas entendi o convite como um sinal, quase como se Deus dissesse: "Só vai e confia. Existe algum propósito nisso." Eu passaria três meses sendo acompanhada pelas pessoas na televisão, sem controle sobre os cortes da edição do programa e muito menos sobre o que o público acharia da minha aparência e personalidade ou das estratégias de jogo. Estava na hora de sair da caixinha.

Não precisei refletir muito antes de tomar minha decisão. Se eu pensasse demais, o medo iria me paralisar. Meu ex-empresário detalhou a proposta, e na mesma ligação eu disse: "Pode aceitar." Ele ainda tentou dialogar e me convencer a usar as duas semanas que haviam me dado para pensar, mas eu não quis. "Aceita logo", reforcei. Apesar de ser conhecida na internet, ainda não tinha a visibilidade proporcionada pela Globo, e isso também era importante para a minha profissão como influenciadora. Não me questionei se estava preparada ou não para ser exposta na TV aberta, em rede nacional. Eu daria um jeito de ficar bem.

Mas, nos dois meses anteriores ao início do reality, em vez de fortalecer meu estado psicológico para entrar tranquila no programa, eu trabalhei. Planejei as postagens que minha equipe faria enquanto eu estivesse confinada, gravei uma websérie e deixei prontos os conteúdos para o Instagram.

Hoje, percebo que agi errado. Eu deveria ter dedicado esses dois meses à minha saúde mental. Entrei no reality ainda com muito medo de ser cancelada, e era perceptível que não estava bem emocionalmente.

Já dentro da casa, no primeiro dia do programa, quando os participantes se reuniram no gramado para as apresentações pessoais, contei que eu já havia sido muito cancelada. E que estava com medo de que isso acontecesse novamente. Ou seja, a sensação de ser julgada e criticada pelas pessoas ainda vibrava de forma intensa dentro de mim. Embora o público tivesse me escolhido para receber a imunidade na primeira semana de confinamento (o que me livrava do paredão), o medo era um sentimento constante, maior do que eu. Por isso, nos primeiros dez dias de programa, mal falei. Passei esse período chorando, dormindo e calada.

Minha atitude dentro do reality começou a mudar quando percebi que não queria sair da casa de jeito nenhum. O motivo era, de novo, o medo. Não queria enfrentar o que acontecia no mundo real. E se eu estivesse cancelada mais uma vez? Então, meu lado controlador aflorou, como forma de proteção. Resolvi agir. A cada formação de paredão, eu calculava quem votaria em quem. Conversava com cada um dos meus cinco aliados. E, a cada semana, votava em um participante diferente. Essa estratégia fez o público me considerar falsa. Além disso, dentro da casa eu havia brigado com a campeã daquele ano. No desenrolar da amizade, nós brigávamos muito, e o público ficou chateado comigo, achando que fui falsa com ela. Em abril, no paredão, fui eliminada com 96,69% dos votos, um índice de rejeição muito alto.

Dentro de mim, no entanto, a porta de saída da casa do reality representava a porta da caixinha emocional onde eu havia me colocado anos atrás. Quando saí do programa, abandonei também a angústia e o receio de ser eu mesma. Eu havia alcançado meu objetivo interior. Foi uma libertação, porque as pessoas tinham me visto por completo: meu lado controlador, minha mentalidade estrategista; o público assistiu ao meu melhor e ao meu pior. Então, não sofri com esse cancelamento, que foi leve em comparação com os anteriores. "Graças a Deus fui cancelada", dizia. Minha vibração mudou do medo para a liberdade.

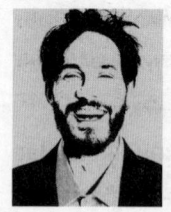 Nunca quis ser famoso. Nunca quis ser pai. Nunca tinha assistido ao reality antes de entrar no programa. Não desejava ser rico. Eu tinha um único objetivo na vida: viajar. Abri uma empresa de marketing e branding com 21 anos, logo depois de concluir a faculdade. O negócio, além de me sustentar financeiramente, permitia que eu continuasse trabalhando enquanto conhecia novos lugares. Eu poderia fazer uma reunião da Tailândia, se quisesse. Cheguei a viajar dezesseis vezes no mesmo ano. Em 2020, havia me programado para morar durante um ano na Austrália. Estava com a papelada pronta quando os aeroportos foram fechados por conta da pandemia. Só não fui embora por causa disso. Ainda bem.

Muito antes de conhecer a Viih, tive um relacionamento de dez anos. Estava com muitas dúvidas se continuava ou não naquela relação. Queria manter meu estilo de vida aventureiro, e minha namorada da época desejava o contrário. Para ela, depois de dez anos juntos, era natural casar e ter filhos. Para mim, não era a primeira opção. Ao mesmo tempo, eu não queria perder uma pessoa de quem gostava. Dez anos eram praticamente um casamento. Diante daquele dilema, procurei a Astrologia, que hoje considero uma filosofia de vida.

Marquei uma consulta com um astrólogo, João Adamastor Chrysostomo, no bairro de Botafogo, no Rio de Janeiro. Na primeira sessão, seis anos antes de entrar no reality — quando eu ainda nem cogitava me inscrever no programa —, ele afirmou: "Você vai ser famoso. Quando esta posição planetária do seu mapa natal se repetir na sua revolução solar, você vai ficar famoso. Da noite para o dia." Aquilo não tinha nada a ver com meu objetivo de vida, então acabei nem dando muita importância para o que ele disse. Não era a resposta que eu buscava naquele momento. Eu só queria saber se casava ou separava. Por fim, decidi terminar o namoro.

Então, aos 25 anos, comecei a viver uma adolescência tardia. Em toda a minha vida, havia tido experiências sexuais com quatro mulheres, nunca havia bebido cerveja. As viagens frequentes começaram também nessa época. Estava tudo no lugar. Com uma vida financeira estruturada, eu tinha tempo e liberdade para viajar. Claro, continuei me aconselhando com o João. Todos os anos, religiosamente, voltava a me consultar com ele numa data próxima ao meu aniversário, 23 de janeiro. Entre os 25 e os trinta anos, eu perguntava ao João, a cada vez que nos encontrávamos: "Quando vou sair do Brasil? Quando vou morar em outro país?" Ele insistia que ainda não era o momento. "Você ainda tem muito o que fazer na sua pátria." E eu postergava meus planos, que, no entanto, não saíam da minha cabeça.

Por volta dos trinta anos, entrei em outro relacionamento, que não foi uma boa experiência. Tive uma relação complicada, de muita instabilidade. Eu precisava sair daquele contexto. Mas passei a não tomar nenhuma grande decisão sem conversar com o João antes. Então, em março de 2021, liguei para ele, que me deu um conselho: esperar. Não dei ouvidos e resolvi terminar o namoro — estava esgotado. Mas, além do conselho que acabei não seguindo, o João me deu outra informação durante a consulta.

Em meados de junho ou julho daquele mesmo ano, um acontecimento mudaria minha vida.

Só lembrei da data muito tempo depois. Em 18 de julho de 2021, uma amiga próxima me inscreveu na edição do ano seguinte do reality. Ela preencheu o questionário e só pediu que eu gravasse o vídeo de apresentação. Um pouco sem vontade, por não acreditar que um reality show fazia sentido para meus planos futuros de sair do país, gravei o vídeo. Depois disso, esqueci. Não acreditava que seria selecionado e não me importava com isso.

Um mês depois, a produção do programa me enviou um e-mail: "Se você deseja avançar no processo seletivo, clique neste link." Achei que era golpe e excluí a mensagem. No outro dia de manhã, a produção me ligou. Era verdade! Fiquei muito surpreso: primeiro não acreditei, achei que se tratava de um trote, mas depois a ficha caiu. Continuei. Fui passando pelas fases, quase todas on-line, porque ainda vivíamos a pandemia. À medida que avançava em cada etapa, começou a nascer dentro de mim uma convicção de que eu entraria no programa. Não sei de onde veio esse sentimento, era uma intuição. De repente, minha única certeza na vida era a de que eu ia entrar no programa. Havia chegado até ali despretensiosamente, mas passei a querer muito estar certo na minha convicção.

Comecei a passar mal de ansiedade. Algo que antes não queria tinha virado um desejo inexplicável. Por isso, em outubro, busquei a ajuda do João novamente, mas, num primeiro momento, não quis contar a verdade. Disse que precisava tomar uma decisão profissional. Pedi que ele lesse o mapa, pois desejava saber se daria certo ou não. Ao iniciar a sessão, suas palavras reforçaram o que ele tinha dito na primeira consulta, seis anos antes: "Lembra quando falei que você ficaria famoso da noite para o dia, quando os astros se alinhassem nesta posição?", ele apontava no mapa. "Acontecerá no próximo ano."

Comecei a tremer na cadeira. O João percebeu minha euforia e questionou o que estava acontecendo. Contei que participava do processo de seleção para o reality. Ele bateu na minha perna, como quem diz "fique tranquilo", e me deu a certeza de que eu participaria do programa. Em janeiro do ano seguinte, eu entrava na casa como um dos vinte participantes daquela edição.

"O QUE EU VIM FAZER AQUI?"

Era essa a pergunta que eu me fazia dentro da casa, enquanto ouvia os relatos dos outros participantes. Quando as pessoas me questionavam "Você vai querer fazer o que depois que sair daqui?", eu respondia o que sempre desejei: viajar. Na minha cabeça, no entanto, não havia perspectivas claras. Era tudo um grande deserto. E esse questionamento me acompanhou até a minha eliminação, no fim de abril. Só teria a resposta para essa pergunta alguns meses depois.

A "fase da pegação"

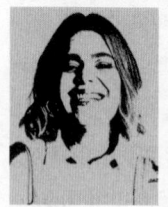
Cerca de quatro meses depois de sair do programa, terminei o namoro que mantinha na época. Ainda tentei levar o relacionamento adiante, mesmo depois de descobrir uma traição, mas não consegui. Acabou sendo um término tranquilo, já não queria mais permanecer naquela relação. Pela primeira vez, me vi solteira, sem medo de ser cancelada e liberta do reality. Se a caixinha tinha desaparecido, era hora de voar.

Entrei em uma das melhores fases da minha vida, não apenas por estar solteira, mas porque perdi a preocupação com o que os outros pensariam sobre mim. Se antes evitava beijar qualquer menino em público para que o fato não virasse notícia nos sites de fofoca, passei a não ligar mais. Se a informação vazasse ou não vazasse, não tinha problema. Eu me sentia desprendida e bem comigo mesma, sem precisar de homem nenhum.

Quem me acompanha há mais tempo na internet apelidou essa época de "fase da farofa", porque surgiu uma história de que eu havia beijado 46 pessoas na Farofa da Gkay. Não é verdade, é um meme. Beijei umas cinco pessoas por dia (o que, vamos combinar, já é muita gente. Meu Deus, que fase maluca). São três dias de evento, então devo ter beijado entre dez e quinze pessoas, no máximo. Na realidade, a história começou e viralizou porque a influenciadora Maya Mazzafera falou brincando, em uma live, que eu havia ficado com 46 pessoas. Muita gente achou que era verdade, e o boato cresceu. Acabei entrando no burburinho e zoando junto: "O importante é que não peguei sapinho", twittei na época. Quinze ou 46, os números são irrelevantes. O importante é que eu estava feliz.

Depois da Farofa, em dezembro, segui minha rotina e a vida de solteira. Enquanto isso, a edição seguinte do reality se aproximava. Em um dia qualquer, rolando o dedo pelo feed do Instagram, resolvi conferir o perfil do Boninho, diretor do programa. A chamada dos novos participantes havia sido divulgada. Olhei um por um. E, de cara, gostei do Eli.

> *Foi assim que vi o pai dos meus futuros filhos pela primeira vez: no anúncio oficial da edição de 2022 do reality.*

Na mesma postagem, comentei: "Gente, que gato, Boninho, que isso." Segui o Eli no Instagram e fiquei jogando meu charme. Ele é de Volta Redonda, no interior do Rio de Janeiro, e mandei uma mensagem para a equipe dele: "Cuidado que eu vou de táxi até Volta Redonda, hein?" Na época, uma história minha tinha acabado de viralizar depois que peguei um táxi de São Paulo até o Rio para ver um ficante. A equipe dele respondeu: "Vem mesmo!"

Durante todo o programa, torci muito pelo Eli. Fiz mutirão para que ele ficasse e o defendi em vários momentos. Tinha alguma coisa diferente no que eu sentia por aquele garoto que nunca tinha visto de perto. É como se eu o enxergasse, compreendesse quem ele era por dentro. Não era racional. Muitas pessoas à minha volta não simpatizavam com o Eli, mesmo sem ele ter feito nada de grave no programa. Alguns o chamavam de planta, outros se incomodavam porque ele tinha ficado com duas meninas dentro da casa. Na minha opinião, ele era incrível.

O Eli foi eliminado do programa no dia 24 de abril de 2022. Na edição anterior, eu havia sido eliminada no dia 25 de abril de 2021. Não acho que seja só coincidência. Hoje enxergo esses detalhes como indícios de um encontro que era para acontecer.

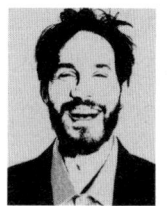
Participar do reality trouxe situações que eu nunca tinha vivenciado antes. Uma delas era a fama repentina, exatamente como o João havia previsto. Ao contrário de quem assiste ao programa e tem a sensação de conhecer os participantes intimamente, na minha cabeça eu ainda era anônimo. Para retornar ao mundo aqui fora, há toda uma preparação. Quando você sai da casa, não é a produção do programa que devolve seu celular, por exemplo. A produção entrega o smartphone nas mãos da sua equipe, que, então, conversa com você antes de voltar à vida digital. Isso porque você não tem dimensão de tudo o que aconteceu quando estava confinado. Do que desconhecidos pensam e dizem a seu respeito. Eu não estava habituado àquilo.

> *Li comentários de pessoas me xingando, outras desejando a minha morte. Fiquei com medo de sair na rua e ser agredido.*

Aos poucos, porém, você percebe que nem tudo o que é falado na internet vai acontecer na vida real. Mas, nos primeiros dias, eu chorava muito, me sentia assustado. Além disso, levei um choque quando "voltei para o mundo real" e fui jogado em uma nova rotina, com marcas me procurando, fãs pedindo autógrafos, outros apontando o dedo e falando mal de mim, pessoas tirando fotos em todo lugar que eu ia.

Ainda zonzo com as mudanças repentinas, passei a cumprir uma série de compromissos profissionais. Ainda lembro do sentimento de pânico e desespero no meu primeiro trabalho depois do programa, no desfile das campeãs do Carnaval daquele ano, na Apoteose. Perguntei até se não poderia devolver o dinheiro, porque eu não queria sair de casa, só chorava e tremia.

No trabalho seguinte, conheci a Viih. Havíamos nos falado antes, pelo Instagram. Agradeci pelo apoio dela porque minha equipe tinha me dito que ela havia sido importante na minha torcida. Percebi que ela me deu mole, ali no Instagram mesmo, mas só pensava: *Como assim uma gostosa dessas me dando mole? E famosa ainda?* Antes disso, a única coisa que eu sabia da Viih Tube é que ela não tinha tomado muitos banhos no reality e que pegou 46 pessoas na Farofa da Gkay, um dos eventos que influenciadores costumam frequentar. Eu inclusive nem sabia que ela já era famosa na internet antes do programa. Para mim, ela tinha ficado conhecida por causa do programa mesmo.

Passando na frente de Deus

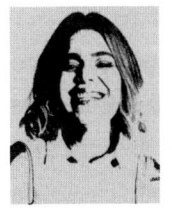

Por eu ter feito mutirão durante o programa e pedido votos a favor do Eli ou contra outros participantes que ele enfrentava no paredão, a equipe dele recomendou que ele me agradecesse. Logo depois de ser eliminado, o Eli mandou mensagem no direct do Instagram: "Minha equipe falou que você me defendeu, cuidou de mim, me protegeu, ficou do meu lado. Muito obrigado." A partir daí, começamos a trocar mensagens. Naquela época, um amigo nosso, que também havia participado daquela edição do programa, se recuperava de um acidente de carro na minha casa. Ele queria ver o Eli. Rapidamente, combinamos de o Eli ir até lá visitá-lo.

Só que a vida já tinha marcado um encontro para nós. Nosso primeiro beijo aconteceria antes disso. É como se eu tivesse me antecipado aos planos de Deus. Estávamos nos falando por mensagem no Instagram e eu pedi para ele me chamar no WhatsApp, já dando em cima. Ele entendeu, respondeu dando em cima de mim também. Começamos a nos falar todos os dias. Coisas breves, mas diariamente. Em uma dessas conversas, comentei que iria trabalhar em um evento sertanejo em Belo Horizonte. Ele disse que ia também. Descobrimos que nosso voo era o mesmo.

Chegou o dia da viagem. Caminhei até o portão de embarque e logo avistei o Eli, sentado perto de um amigo meu, fotógrafo de imprensa. Fazia quatro dias que ele tinha saído do reality, então estava naquela fase de pós-programa, quando todos os fãs querem tirar foto com você. Vinha gente falar com ele o tempo inteiro.

Fui me aproximando. Estava vestida como costumo me vestir no dia a dia, quando não estou produzida: de moletom, sem maquiagem, sem mega hair e de máscara, pois ainda era obrigatório usá-la nos voos por causa da pandemia. Ao me ver chegando, o Eli se levantou, pensou que eu quisesse uma foto. Achou que eu fosse uma fã. Nessa hora, o fotógrafo ao lado disse baixinho: "Essa é a Viih Tube." Todo constrangido, sem saber como se explicar, o Eli me pediu desculpas. "Não reconheci você", falou. Eu respondi, brigando com ele, mas em tom de brincadeira: "Oxi, tá doido, homem? Estamos nos falando pelo WhatsApp e você não me reconhece?" Conversamos brevemente e gravamos um story juntos, comentando a coincidência. Minha fama era de solteira pegadora, assim como a dele. "Vamos passar o rodo na festa, hein, Eli?", brinquei.

No avião, nos sentamos em poltronas separadas. Viajei ao lado de uma amiga que também trabalharia no festival. Comentei com ela: "Esse Eli é um gato, meu tipo, quero pegar ele." Pousamos em Belo Horizonte e fomos todos levados para o hotel, para descansar e nos arrumarmos antes do evento. Eu ia trabalhar, então montei a produção completa: escolhi um vestido que valorizava meu corpo, coloquei o mega hair, cílios postiços, maquiagem. E desci até o saguão do hotel para esperar a van que nos levaria ao local do festival.

Quando o Eli chegou ao saguão, me viu de costas. E foi logo se aproximando para me cumprimentar, como se nunca tivesse me visto. Ele simplesmente não me reconheceu. De novo! Chegou por trás e disse:

"Oi, tudo bem?"

Eu virei e falei:

"Eli, sou eu!!"

Já no festival, não estava previsto que dividiríamos o palco nesse trabalho, mas acabou acontecendo. Apresentamos o evento juntos. Até hoje não sei por quê, acho que a marca contratante pensou que combinávamos.

Nós nos atraíamos, como se a gente precisasse estar perto um do outro. Aquela intuição de que havia algo entre nós se confirmava na convivência. Era como se eu me sentisse mais "eu" ao lado dele.

Mas, na minha cabeça, o Eli não queria nada comigo. Parecia mais uma relação de confiança um no outro, uma boa amizade. Mesmo com nossos papos nos aplicativos, em nenhum momento ele deu em cima de mim no evento. Achei que eu nem era o tipo dele, por ser mais nova.

Depois que finalizamos nossas obrigações de trabalho, eu, o Eli, meu empresário e os outros influenciadores que estavam lá ficamos curtindo o evento. Começamos a beber, ficamos os dois um pouco "altinhos". De repente, vi o Eli conversando com uma menina, num canto. Bem bonita, mais velha. Isso só reforçou minha impressão. *Ele não vai me querer*, pensei. Achei que ele ficaria com ela e desencanei. Havia um ficante meu antigo na mesma festa, dando em cima de mim. Já que eu não estava fazendo nada mesmo, e havia terminado de trabalhar, fiquei com ele. Mas não na frente do Eli. Em vez disso, levei o garoto para outro andar e ficamos lá. Quando terminei de beijar e abri o olho, o Eli estava atrás de nós com a menina, pegando uma bebida no bar. Pensei: *Menos mal. Ele está se divertindo também.*

Fomos embora da festa, e, no hotel, o pessoal decidiu se reunir no meu quarto, enquanto esperávamos a hora de ir para um after. Pedimos pizza e começamos a jogar verdade ou desafio (aquele jogo em que um participante desafia o outro a pagar uma prenda ou revelar uma verdade). De repente, um amigo nosso falou para o Eli: "Eu desafio você a revelar com quem você ficaria na roda." Ele nem piscou: "Com a Vitória." Me chamou de Vitória, não de Viih Tube ou de Viih. Estranhei, mas gostei. Não comentei nada.

Nossos amigos foram saindo do quarto, e, quando percebemos, estávamos a sós. Nossa primeira conexão mais profunda foi nesse dia. O Eli e eu ficamos quatro horas conversando. Ele desabafou sobre o que estava sentindo naquele momento pós-reality. Disse que estava desacostumado a encarar multidões depois de ter passado três meses confinado, e que a fama repentina ainda era estranha para ele. Fui a primeira pessoa com quem ele se abriu depois do programa. Compartilhei com ele a minha experiência, contei do medo que senti de ser cancelada. Passamos a madrugada só conversando. Teve beijo? Teve sexo? Naquele meio-tempo, não.

Então ele olhou o celular e percebeu que precisava ir embora, porque estava quase no horário do seu voo para o Rio de Janeiro, onde morava. Quando nos despedimos, ele me beijou na porta do quarto. Foi um beijo estranho, senti que ele estava nervoso, afobado. Eu me lembrei da minha saída do reality, de me sentir um pouco fora do eixo naquela época. O Eli estava passando por isso naquele momento, e eu entendia tanto o sentimento dele que pouco me importei com o beijo meio desastrado. A conversa foi muito mais valiosa.

Alguns dias depois, como já estava marcado, o Eli foi lá em casa visitar nosso amigo em comum que estava lá. Minha tia Regiane, de quem sou bem próxima, estava ali também e preparou o almoço para todos nós. Sentados à mesa, conversávamos sobre o reality quando ela perguntou como o Eli estava, naquele momento pós-programa. Fazia pouco mais de uma semana que ele havia sido eliminado. "E aí, Eli, está pegando todo o mundo?", brincou. Ele não fugiu da resposta: "Sim, estou solteiro. Namorar, jamais." O Eli reforçou que não queria casar nem ter filhos. Disse que tinha pavor de relacionamento. Estava claro para mim que ele havia passado por algum trauma em relações anteriores. Mais tarde, depois que todos foram embora, minha tia disse, referindo-se a ele: "Não presta." Concordei: "Eu sei. Vou só ficar e é isso."

Como o Eli morava no Rio, nossos encontros aconteciam de forma espaçada, quando ele tinha compromissos em São Paulo. Mas continuávamos nos falando por mensagem. Dias depois da última visita, ele comentou que viria à cidade. Jogou verde, dizendo que reservaria quarto em um hotel. Respondi que ele poderia ficar na minha casa. Ele topou, então combinamos de jantar no Paris 6. O Eli me buscou de carro e me cumprimentou com um beijinho na boca. Achei fofo. Fomos até o restaurante e, enquanto comíamos, um paparazzi tirou uma foto, sem que percebêssemos. Foi nossa primeira foto juntos que vazou na mídia. Voltamos para o apartamento e fomos para o meu quarto. Para quebrar a tensão, coloquei um filme. Começamos a nos beijar.

Nosso primeiro beijo rolou no dia 5 de maio, e a primeira transa aconteceria só duas semanas depois, no dia 21. Aliás, a noite foi caótica para o Eli, e maravilhosa para mim. No meio do sexo, do nada, ele começou a ter câimbras na perna. Paramos com tudo. O Eli não conseguia nem se mexer, virou de costas e pediu que eu fizesse massagem. Ele estava nervoso com isso, mas eu acabei rindo. A situação fez com que criássemos intimidade. Gostei da forma com que lidamos com o inesperado, com o perrengue. Depois que a câimbra passou, fizemos um lanchinho, conversamos e voltamos para a cama. Aí, sim, rolou até o final. Ele dormiu lá em casa e depois foi embora.

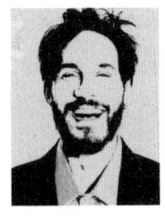 Eu e a Viih nos conhecemos pessoalmente quatro dias depois de eu deixar a casa, no aeroporto de Congonhas. Esperando para embarcar, sentei-me do lado de um paparazzi e comecei a conversar com ele. Muita gente me parava para tirar foto. Hoje em dia isso acontece bem menos, mas naquela época estava no auge do burburinho, é claro. Até que se aproximou uma menina baixinha, de moletom verde tipo cropped. Era a Viih. Já estávamos nos falando por mensagem, mas pensei que ela era apenas uma fã querendo tirar foto. Um pouco envergonhado, me desculpei e conversamos. Ela riu da situação e fizemos um story juntos para contar que estávamos indo trabalhar no mesmo festival em Belo Horizonte. Nesse momento da nossa vida, éramos duas pessoas solteiras, a fim de aproveitar o momento, e estávamos bem com isso. Não passava pela minha cabeça namorar tão cedo de novo. A primeira frase que falei para a Viih foi: "Não quero namorar, nem nada sério."

Em BH, rolou outra situação engraçada. Eu não reconheci a Viih de novo! Quando desci na recepção do hotel para pegar a van que nos levaria até o evento, ela estava toda produzida, com mega hair, um mulherão — totalmente diferente da menina do aeroporto. Me aproximei dela e falei:

"Muito prazer."

Ela virou e disse:

"Você só pode estar de sacanagem. Eli, sou eu!"

Fomos para o festival e, depois que terminamos o trabalho, começamos a beber na festa do evento. Estávamos em um grupo grande, com outros influenciadores também contratados para trabalhar. Eu me lembro de ter visto a Viih pegando um cara. Fiquei tranquilo. *Vida que segue*, pensei. Não havia nada entre nós, a não ser um clima. Até aquele momento.

De volta ao hotel, nos reunimos no quarto da Viih. Éramos quase vinte pessoas e ficamos bebendo, conversando e jogando verdade ou consequência. Em uma das rodadas, um amigo perguntou: "Com quem da roda você ficaria?" Havia pelo menos dez outras meninas no quarto, e respondi: "Com a Vitória." Acho que todos ficaram em choque por eu ter sido tão direto, e ter falado o nome dela, o que era incomum. Eu não conhecia a Viih Tube, então a chamei pelo nome.

Mais tarde, as pessoas foram saindo do quarto. Quando percebemos, estávamos a sós. Da meia-noite às quatro horas da manhã, conversamos. E só. Não nos beijamos, não transamos. Tivemos um papo muito profundo sobre nossas vidas. Até então, eu não havia tido tempo de encontrar alguém que me ouvisse. Estava em um momento frágil e não podia me abrir com meus amigos próximos. Eles não eram desse meio de influenciadores, de celebridades. Não conseguiriam compreender o turbilhão de transformações pelas quais minha vida passou depois do programa. De repente, eu precisava estar em todos os eventos para os quais era convidado, conhecer pessoas, ser visto, me relacionar. A Viih entendia tudo aquilo. Senti que poderia contar com ela. Compartilhamos nossas experiências como se fôssemos amigos há anos.

Por volta das quatro da manhã, olhei no relógio. "Nossa, preciso ir embora. Tenho um voo de volta para o Rio em duas horas", falei. É sério, o tempo passou sem nos darmos conta. Ela abriu a porta do quarto e, antes de sair, roubei um beijo. Minutos antes, eu havia ensaiado na minha cabeça como iria beijá-la, para que tudo desse certo. Afinal, a Viih era a primeira famosa com quem eu ficaria. Me senti um adolescente que nunca tinha beijado ninguém e não sabia o que fazer.

Poucos dias depois, nos encontramos pela segunda vez na casa da Viih, pois eu tinha combinado de visitar um amigo que também havia estado no programa e agora estava sob cuidados médicos depois de sofrer um acidente de carro. Havia familiares da Viih no apartamento, e, enquanto conversávamos, percebi que eu e ela criávamos, entre nós, um refúgio. Enquanto o restante do grupo falava de determinado assunto, nós dois falávamos de outro. Como se pertencêssemos a uma realidade à parte.

Nessa época, a Viih era embaixadora de uma marca de chocolates, e a casa dela tinha dezenas de caixas. Era um verdadeiro open bar de chocolates, e eu, que sou maluco por doce, passava o tempo todo comendo. No fim desse dia, quando desci para ir embora, ela me acompanhou. Perguntou se eu voltaria. "Claro", respondi. "Se não por você, pelos chocolates", brinquei. Demos um beijo de leve, no canto da boca, e nos despedimos.

Eu não tinha apartamento em São Paulo, então fazia bate-voltas até a cidade quando precisava trabalhar. Sabendo disso, cerca de duas semanas depois, a Viih me mandou uma mensagem perguntando quando eu estaria lá de novo. "Vem um dia antes, a gente sai para jantar", convidou. Topei. Fui de carro, do Rio de Janeiro até a capital paulista. Tínhamos marcado às sete da noite e cheguei em sua casa às nove. A Viih saiu da portaria do prédio já me xingando, e eu, tentando me explicar, consegui acalmá-la: "São mais de seis horas de viagem. Não briga comigo!"

Fomos jantar no Paris 6 (restaurante que é conhecido pelos pratos com nomes de famosos), no Jardim Paulista, bairro nobre de São Paulo. Alguém na mesa ao lado nos filmou e enviou o vídeo para o Leo Dias. Em duas horas, as imagens estavam publicadas no site do colunista. Ali começaram as primeiras especulações sobre o nosso relacionamento, embora, na época, estivéssemos apenas nos conhecendo.

Nessa mesma noite, transamos pela primeira vez.

É engraçado porque, para ela, a noite foi maravilhosa; para mim, foi um constrangimento só. Bem no meio do sexo, tive câimbra.

Sim, câimbra. Na bunda.

Era simplesmente a pior coisa que podia acontecer, porque não tinha o que fazer. Fiquei desesperado. Para começar, como já disse, nunca tinha ficado com alguém famoso. A Viih foi a primeira e única. Pensava: *Meu Deus, a menina é famosa, é a primeira vez que vamos transar e acontece isso. Não pode ser! Não! Agora não, não, não. Meu Deus, eu vou morrer!* A Viih começou a fazer massagem na minha bunda, e a gente ria muito. Pensei: *Bom, vou transformar esse caos numa comédia.* Foi tragicômico. Para mim, foi o fim do mundo. Ela, por outro lado, amou aquele nosso momento, por ter sido totalmente inesperado e engraçado — e porque sentiu que a gente criou uma intimidade logo no início. Depois a câimbra passou e deu tudo certo naquela noite. Essa história retrata muito como somos um com o outro até hoje.

> *Levar as situações complicadas no bom humor e na leveza é a nossa cara.*

Desde o início da nossa relação, a Viih se posicionou de uma forma muito generosa. Eu não sabia nada do universo da fama e da influência digital. Ela então me apresentou a empresários e detalhou informações sobre assessorias de imprensa, assessorias jurídicas e agências responsáveis por gestão de carreira. Como já estava na internet há muito tempo, conhecia muita gente. Acabei entrando para a mesma agência que ela, então nossos encontros se tornaram cada vez mais frequentes, muitas vezes porque as marcas nos contratavam juntos. Por causa dessa aproximação, nossa primeira troca foi de amizade, de parceria, com uma cumplicidade muito grande. Claro que nós ficávamos, mas não era um namoro. Era nítido que gostávamos da companhia um do outro. Mas eu e ela ainda ficávamos com outras pessoas. Quando nos perguntavam sobre a nossa relação, dizíamos que éramos apenas amigos. Ao mesmo tempo, nos eventos, os fotógrafos pediam que posássemos juntos para as fotos. Para a mídia e o público na internet, a gente já namorava.

A *viagem que mudou tudo*

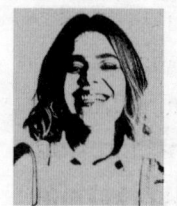

A verdade é que desde o dia em que transamos, nunca mais nos desgrudamos. Não porque nos esforçássemos para estar juntos, mas porque as situações nos colocavam nos mesmos lugares. Parecia o universo agindo. Íamos para os mesmos eventos, éramos convidados para as mesmas festas. Então, começamos a chegar juntos, tirávamos fotos para a imprensa um ao lado do outro. Nossa vibração não encaixava com a energia de um ambiente cheio de gente. Ficávamos grudados, conversando. Passamos a amar a companhia um do outro.

Só que nenhum dos dois falava em namoro. Estávamos nos conhecendo, e, quando apareceram notícias na mídia com fotos nossas, gravei um story no Instagram negando que tivéssemos qualquer compromisso. Caso vazassem fotos do Eli com outra pessoa, eu não seria chamada de corna. Ao mesmo tempo, nos respeitávamos. Se estávamos juntos em um jantar na casa de amigos ou em uma festa, não flertávamos com outras pessoas. Nunca combinamos isso. Era um acordo que não precisou ser verbalizado, o que, na minha opinião, é o mínimo de respeito necessário quando você está no mesmo ambiente que a pessoa com quem tem algum tipo de relação.

Até que o Eli começou a sair mais sozinho, e eu também. Acho que tentamos fugir do envolvimento, embora, como sabemos hoje, não tenha dado certo. Ele passou a fazer mais festas com os amigos dele, eu marcava baladas com os meus. Via os stories do Eli no Instagram, com taças de vinho espalhadas pela sala. Imaginava que ele ficava com outras meninas e resolvi viver a minha vida, sem esperar nada dele. Conversava com dois ou três meninos também, mas não cheguei a criar a mesma intimidade com nenhum deles.

No entanto, para as pessoas que nos viram juntos, ainda assim estávamos em uma relação. Trabalho com internet desde os treze anos e conheço praticamente todos os profissionais que atuam no mercado digital. Então, mesmo quando o Eli saía sozinho, alguém lembrava a ele que eu existia: "E a Viih? Vocês estão ficando? Estão namorando? Como ela está?"

Uma noite, estava em casa e ele, bêbado, me enviou um áudio: "Não saio mais. Para onde eu vou, as pessoas me perguntam de você. Então vamos namorar, porque pelo menos eu vou transar regularmente." Tínhamos intimidade para brincar um com o outro, e respondi, rindo: "Bem feito, meu amor." Mas aquilo, no fundo, me deixou indignada. Tinha certeza de que nossa relação nunca passaria de uma ficada.

As coisas começaram a mudar quando recebemos a proposta de um trabalho em conjunto, que envolvia uma viagem a Portugal para divulgar o Rock in Rio Lisboa. Antes disso, eu viajaria a Paris com uma amiga e convidei o Eli para ir conosco, porque sabia que ele adorava viajar. Ele aceitou o convite e passamos vinte dias grudados. Ainda estávamos só ficando, mas nos víamos todos os dias, andávamos de mãos dadas. Nos divertimos muito. Passamos por perrengues, tivemos que mudar de quarto várias vezes, trocar de hotel, até perdi um voo. Com a companhia um do outro, porém, parecia que tudo ficava mais leve. Não escondi que viajávamos juntos, fiz postagens na internet e ele aparecia. Em uma ocasião, no meio do show da Anitta, o Eli teve uma crise de ciúmes e ficava me perguntando sobre um menino que me mandava mensagens. Mas, de novo, nenhum dos dois falava em relacionamento. Não queríamos colocar um rótulo no que estávamos vivendo. Eu, honestamente, já queria, mas quando você pressiona um homem, ele sai correndo. Ou passa a não querer mais. Então deixei rolar, porque o Eli ainda achava cedo para termos um namoro, embora visivelmente já se tratasse de um.

No retorno, no avião para o Brasil, conversamos de forma muito franca pela primeira vez. O Eli abordou o assunto primeiro: "O que está acontecendo entre nós? Claramente, tenho sentimentos por você, e você tem por mim." Eu concordei. Admitimos que adorávamos a companhia um do outro e que estávamos nos envolvendo cada vez mais. Só que o Eli disse que não estava pronto para namorar. Então fizemos um combinado: a partir daquele momento, ficaríamos só nós dois, com exclusividade. Acho esse negócio de "ficante sério" uma breguice. Para mim, é namoro. Mas concordei em ver como as coisas iriam fluir.

Pousamos em São Paulo e, alguns dias depois, viajamos para Fernando de Noronha. Nessa viagem, postamos a primeira foto oficial, juntos, nas redes sociais. As pessoas já tinham entendido que estávamos juntos, mas para nós dois foi o momento exato de anunciar. Escrevemos uma legenda fofa, contando que estávamos felizes, e a foto viralizou. Só que, em Noronha, o Eli pegou meu celular e leu mensagens que eu havia trocado com uma amiga, há muito tempo, falando de outro cara e do Eli, que eu imaginava que nunca teria nada sério comigo. Ele não me contou na hora. Não revelou que sabia o que eu estava pensando e sentindo no início.

Em seguida, viajamos juntos para São Luís do Maranhão, para participar de outro evento. Reservamos o mesmo quarto no hotel, mas estranhei porque na festa ele quis ficar mais distante de mim, com os amigos dele. Não entendi o motivo. Nessa ocasião, o Eli ficou muito bêbado. Ao voltarmos para o hotel, senti que ele estava estranho. Questionei: "Por que não ficamos juntos hoje no evento?" Ele explodiu. Falou que sabia que eu tinha ficado com aquele menino e que eu havia mentido para ele. Eu admiti, mas argumentei que não estávamos juntos na época e que, depois da nossa conversa no avião em Portugal, nunca o havia pressionado para que revelasse se também tinha ficado com alguém ou não. Eu não queria saber, porque não tínhamos colocado um rótulo na nossa relação, e ter essa resposta me machucaria. Ele entendeu o recado. Continuamos ficando e, sempre que o Eli ia a São Paulo, dormia lá em casa. Ele alugou um apartamento próximo ao meu, mas nunca ficava lá, só na minha casa.

Não queria namorar, mas agia como um namorado. Para quem dizia que não queria nada, era até engraçado. Homem é um bicho muito estranho.

Quando chegou o dia de ele buscar a chave do apartamento novo — que era, na verdade, um cadastro digital —, o Eli me convidou para ir junto. Ele me apresentava como companheira dele para todos no prédio, mas para mim, a maior interessada, não tinha falado nada.

Na hora de cadastrar a digital dele, o Eli falou para o segurança: "Cadastra a dela também." Levei um susto, fiquei totalmente em choque. Nunca esperaria essa atitude do cara que desde o primeiro dia só falava que não queria compromisso. Subimos no elevador, e eu estava nervosa, pensando: *Nossa, ele não percebeu que isso já é um namoro?*

Entramos no apartamento e achei lindo. Estava vazio, sem móveis, com a exceção de um sofá no canto da sala. Era de dia, começamos a nos beijar e transamos naquele sofá. Esse sexo teve uma energia diferente. Nossa vida juntos estava andando, nossos projetos de trabalho cresciam. Os dois torciam muito um pelo outro, como é até hoje. Foi um sexo louco, estranho, de arrepiar. Não fizemos várias posições diferentes, mas tinha alguma conexão especial ali.

No dia seguinte, eu viajaria para as Maldivas com a minha família. No caminho, troquei algumas mensagens com o Eli. Escrevi dizendo que aquele sexo tinha sido muito diferente. Ele concordou e disse: "Nossa, tenho certeza que eu engravidei você." A gente riu. Eu tomava anticoncepcional desde os quinze anos, no horário certo, não era possível. Mas ele mandou a mensagem com tanta certeza que, no aeroporto, tomei uma pílula do dia seguinte. Mas era para a Lua vir. Ela já estava em nossas vidas, era para ela ser nossa filha. O Eli tinha acertado.

Ainda sem saber, viajei para as Maldivas grávida.

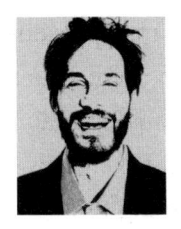

Eu estava levando nosso envolvimento numa boa e deixava claro para ela que não queria compromisso. Até que pintou uma viagem para Portugal. Faríamos a cobertura do camarote do show da Anitta no Rock in Rio Lisboa. Essa viagem foi uma virada de chave na nossa relação.

Contribuiu para uma aproximação o fato de nosso itinerário ter ficado maior. Primeiro, combinamos de viajar a Paris, a passeio. Em seguida, antes de pousarmos em Portugal, faríamos outro trabalho, em Las Vegas, nos Estados Unidos. Havia uma série do Amazon Prime chamada *The Boys*. Em um episódio específico, "Herogasm", todos os personagens participariam de uma grande orgia. A produção da série chamou dois influenciadores de cada país para assistir ao episódio em uma festa temática, inspirada no episódio, ao mesmo tempo que era lançado pelo streaming. A casa onde ocorria o evento simulava a experiência que os personagens teriam. Era decorada com esculturas de gelo e brinquedos sexuais, e, conforme andávamos pelo local, nos deparávamos com performances, shows marcantes e jogos. Eu e a Viih éramos os dois representantes brasileiros. Pela primeira vez, eu estava ganhando dinheiro para viajar. Acho que nunca fiquei tão feliz.

Em Las Vegas, depois do trabalho, continuamos na festa e acabamos bêbados, talvez um pouco demais. Porque tivemos uma ideia incrível: *E se a gente casar?* Assim, sem nenhum planejamento. Sabíamos que havia uma capela próxima. Falamos com o representante do cliente, e eles disseram que, se casássemos mesmo, pagariam todas as taxas, que são caras. Eles teriam a notícia em primeira mão.

Saímos da festa e pedimos um Uber. A Viih estava tão bêbada que, ao sair da festa em direção ao carro, tropeçou e rolou na grama. Foi uma noite caótica. No aplicativo, colocamos uma parada rápida no hotel, porque nesse dia a Viih estava vestida de azul e cismou que preferia casar de roupa branca. Mas, ainda no carro, ela começou a passar mal. Subiu para o quarto do hotel e vomitou. Não descemos de volta para o Uber. A Viih apagou, só acordaria no dia seguinte. Terminou assim nosso "quase casamento" em Vegas.

Depois disso, voamos para Lisboa e trabalhamos lá: cobrimos o camarote do show da Anitta e fomos embora. Estávamos há vinte dias viajando juntos, e percebi que nossa intimidade se aprofundou. No retorno para o Brasil, dentro do avião, resolvi ter uma conversa séria com a Viih. A viagem deixou muito claro para mim que eu queria estar com ela. Sabia que estava me envolvendo. A companhia dela era supergostosa. Eu precisava entender se ela sentia o mesmo. A conversa durou horas. Admitimos nosso sentimento um pelo outro. Mas eu ainda não queria namorar. Havia terminado uma relação fazia menos de um ano. Então decidimos ficar sério, só nós dois.

Eu me lembro exatamente do dia em que notei que meu sentimento por ela era forte. Foi depois dessa conversa. Sem que a Viih soubesse, li escondido uma conversa dela no celular com um outro cara. Aquilo me encheu de ciúmes. Percebi meu incômodo e na hora pensei: *Caramba, gosto dela mesmo.* Fiquei com muita raiva, guardando isso para mim, sem dizer nada a ela.

Fomos para o São João da Thay, evento que acontece em São Luís, no Maranhão. Em uma festa lá, bebi, enchi a cara. No hotel, ela percebeu que eu estava estranho e me questionou por que não tínhamos ficado juntos durante o evento. Botei tudo para fora, porque me senti traído. Não podia cobrar nada, porque não estávamos namorando. Naquele momento, porém, eu percebi. Estava completamente apaixonado por ela.

"ACHO QUE TE ENGRAVIDEI HOJE"

Voltamos para São Paulo, e, dez dias depois, a Viih faria uma viagem para as Maldivas com a família. Estávamos em meados de junho. Um dia antes do embarque, eu a levei para conhecer o apartamento que tinha alugado. Nesse dia, a gente foi pegar a "chave", que era um cadastro digital.

Com a Viih ao meu lado, falei na portaria, sem avisá-la antes: "Pode cadastrar a digital dela."

Lembro que ela ficou chocada, arregalou os olhos, não esperava essa atitude de um cara que falava o tempo todo, desde o começo, que não queria compromisso. Mas eu já havia decidido o contrário. Quando a convidei para pegar a chave, tinha certeza do que queria. A Vitória não confia fácil nas pessoas. Portanto, com aquela postura, eu queria mostrar que ela teria liberdade total de entrar na minha casa quando quisesse, tendo a certeza de que poderia confiar em mim. Ela nunca ia me flagrar na cama com outra mulher, por exemplo. Não existia mais essa possibilidade.

Entramos no apartamento, que só tinha um sofá, nenhum outro móvel. Transamos ali mesmo. O apartamento era todo de vidro, com espelhos, uma vista linda de São Paulo. E aquele sexo específico até hoje não sei colocar em palavras. Sabia que era algo totalmente diferente do que eu já tinha vivido. Mal nos mexemos. Nós só ficamos juntos, abraçados. Foi nesse dia que a Lua foi feita.

․․․․․․․․․․

Tanto para mim quanto para a Viih, o sentimento daquele dia foi de amor. Acho que eu nunca tinha feito amor na minha vida.

․․․․․․․․․․

Quando acabou, só nós dois importávamos. Depois de algumas horas, ela pegou o Uber, foi para casa e, então, para o aeroporto. Fui fazer as minhas coisas, mas mandei uma mensagem para a Viih com algo que passou pela minha cabeça: "Eu, facilmente, acho que te engravidei hoje." Não me pergunte de onde veio essa ideia, eu não sei. Mas veio forte.

Ela ainda tomou uma pílula do dia seguinte no aeroporto. E tomou com espumante. Mas a Lua tinha que acontecer em nossa vida. Hoje vejo que era para ser assim mesmo.

"*Nós nos atraíamos, como se a gente precisasse estar perto um do outro. Aquela intuição de que havia algo entre nós se confirmava na convivência. Era como se eu me sentisse mais "eu" ao lado dele.*"

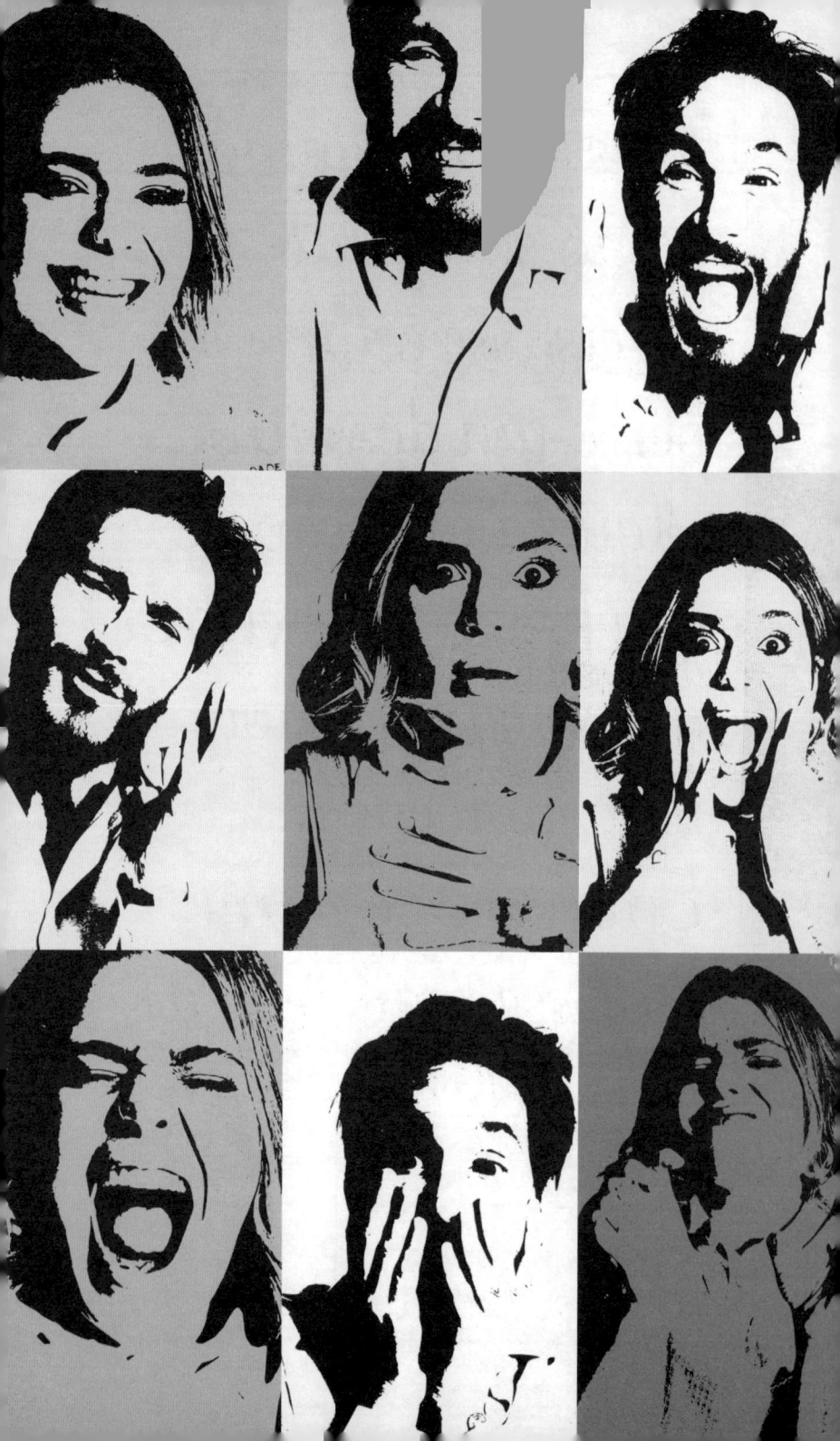

2
Estamos grávidos

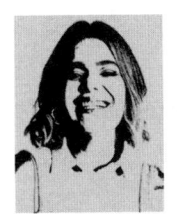

Nas Maldivas, meu sentimento em relação ao Eli era de que ele não me pediria em namoro nunca. Já estava até pensando em como eu mesma faria o pedido. "Tô nem aí. Se ele não pede, peço eu", falei para a minha mãe enquanto estava na piscina. Comecei a ter ideias, e uma delas era colocar uma roupinha na minha cachorra, que já adorava ele, com o pedido de namoro. Eu nem imaginava que ele já tinha tudo planejado e até contado para a minha mãe. Na verdade, o Eli estava tentando encaixar na minha agenda três dias livres para me levar para o mato, num lugar romântico, onde faria o pedido.

Ele conseguiu o que planejava e, para que eu não desconfiasse, colocou o nome de um cliente na minha agenda. Achei estranho, mas nem questionei a equipe, porque eu já teria outros trabalhos para fazer naquela data, então um a mais não mudaria meu cronograma. No dia, o Eli fez questão de me levar para essa suposta gravação, dando uma desculpa qualquer: "Antes de levar você, vamos passar em um lugar." Nem lembro direito o que ele falou, apenas concordei, sem pensar muito. No carro, a caminho da tal gravação, comecei a perceber que ele estava preparando uma surpresa. Saíamos de São Paulo, em direção a Sorocaba. Fingi que não tinha sacado que havia um plano. Só ainda não imaginava que o presente seria o pedido de namoro. Meu aniversário, 18 de agosto, estava chegando, então naturalmente seria uma surpresa de aniversário. *Óbvio!*, concluí.

Quando nos aproximamos do nosso destino, ele colocou uma venda preta nos meus olhos e eu, imediatamente, comecei a chorar, porque na hora percebi que, sim, seria uma surpresa especial, e isso me emocionou. Acho que já eram os hormônios da gravidez agindo no meu corpo. O Eli me levou vendada durante todo o caminho, inclusive ao entrarmos na propriedade. Ele só tirou minha venda quando me posicionou de frente para o cenário que tinha planejado. O espaço era uma bolha transparente, uma casa totalmente de vidro, rodeada de natureza. A cama, no centro, estava coberta de pétalas vermelhas, com um buquê de flores e uma foto nossa, da viagem que fizemos para Fernando de Noronha. Acima da cabeceira, o Eli pediu para instalarem um letreiro vermelho que dizia "Namora comigo" e, ao redor, encheu de balões de coração, todos vermelhos também, então pediu: "Viih, namora comigo?"

Ele me abraçou, beijou meu rosto, disse que me amava e fez o pedido. Eu, claro, aceitei. Só conseguia pensar: *Finalmente!*

Confira o vídeo do pedido de namoro!

A *descoberta*

O que as pessoas não imaginam — porque nós nunca assumimos publicamente antes — é que, na data do pedido de namoro, eu já estava grávida. Inclusive, no carro, a caminho do lugar onde seria a surpresa, eu já havia escrito, no bloco de notas do celular, dez nomes de menina e dez nomes de menino. Meu preferido já era Lua. Li todos para o Eli, e ele disse: "Gosto de Lua." Achei incrível. Também concordamos com um nome de menino. Nossa sincronia apareceu até nessa hora.

Descobri a gravidez alguns dias antes, porque havia acontecido uma coisa esquisita: estávamos transando e senti uma dor intensa e aguda, muito forte, no útero. Tive a sensação de que ia desmaiar no meio do sexo. Achei que fosse cólica, mas, quando senti pela segunda vez, tive certeza de que não era isso. Começou a acontecer sempre no meio da relação. Também imaginei que pudesse ser alguma infecção, então consegui uma consulta com a ginecologista um dia às nove da noite, depois de uma gravação de trabalho.

Sempre tive o costume de menstruar entre os dias 8 e 10 do mês, e estávamos exatamente em 8 de agosto. A médica começou a fazer o exame intravaginal e logo vimos uma bolinha, muito pequena, menor do que um cisco. O útero ao redor estava inchado, enorme. Ela me tranquilizou, disse que provavelmente essa bolinha sairia na menstruação. Ou então... aquilo poderia significar que eu estava grávida. Levei um susto. Minha mãe estava junto e olhamos uma para a outra na hora. Começamos a rir juntas — de nervoso. É a reação típica da nossa família diante de situações inesperadas: as duas chorando de rir. A médica não entendeu nada. Pensei: *Como assim, grávida?* E no instante seguinte senti a convicção de que essa era a hipótese certa.

Não sei explicar, não tive dúvidas de que já estava com a Lua na barriga.

Nesse dia, o Eli estava em casa me esperando. No caminho de volta, passei em uma farmácia e comprei três testes de gravidez, de marcas diferentes. Subi a escada já certa de que o resultado daria positivo e fui imaginando qual seria nossa reação, se ficaríamos felizes, comemoraríamos, se seria um grande susto. Estava tão tensa e imersa nas minhas ideias que, quando o Eli abriu a porta, me assustei. Eu tremia muito, estava pálida, parecia morta. Na mesma hora ele percebeu que tinha algo estranho. Eu disse: "Não tem outro jeito de te falar isso. Podem ser duas coisas: ou estou com infecção no canal vaginal e tenho um cisto no útero, ou..."

Nessa hora, o Eli arregalou os olhos, assustado, porque cisto para ele poderia ser um nódulo, algo grave. Reação de homem. Ele imediatamente me interrompeu, falando que eu tinha que tratar. Foi então que o interrompi de volta e afirmei, subindo o tom para ele escutar: "A outra opção é que eu posso estar grávida." Quando disse a palavra "grávida" e contei que estava com os testes na bolsa, ele parou de falar e nem hesitou. O Eli é muito prático, quer resolver tudo logo. "Vamos fazer o teste agora!", disse. A reação dele foi tão positiva, no sentido de querer descobrir logo, que quem teve um bloqueio fui eu — parecia que eu queria adiar o resultado. Acho que estava com medo do sentimento que eu já sabia no fundo que viria a seguir, com medo da mudança. Desconversei — não faria o teste naquela hora de jeito nenhum. Nem estava com vontade de fazer xixi. O Eli, um pouco impaciente, concordou que jantássemos primeiro. "Então bebe bastante água", sugeriu.

No jantar, aquele climão. Os dois mudos, o Eli me olhando com expectativa, querendo me apressar, e eu na maior lentidão levando a comida à boca. Eu saboreava cada garfada bem devagar, de propósito. Ele me dava água sem parar. Muita água. Esse jantar durou uma eternidade. Quando terminamos, fui ao banheiro, e ele foi atrás. Nem privacidade me deu, de tanta ansiedade em me ver fazendo os testes. Ficou escovando os dentes e me olhando pelo reflexo do espelho.

Coloquei a câmera do celular para gravar esse momento porque, se confirmasse, seria o início da história da nossa família. Comecei a fazer xixi, nervosa, e só repetia: "Não quero olhar, não quero olhar." O Eli me perguntou: "O resultado sai na hora?" Não respondi. Quando terminei, olhei para baixo e levantei o teste na altura do rosto, incrédula. Dei uma olhadinha rápida, e, mesmo assim, parecia que eu não conseguia olhar direito. Ficava repetindo para o Eli: "Não consigo, não consigo." O resultado saiu em menos de um segundo: eu estava *muito* grávida.

Ele se virou para mim e perguntou o resultado. Em vez de dizer "estou grávida" (eu não conseguia verbalizar essa palavra), dei o teste na mão dele. Só que o Eli não sabia ler testes de gravidez. "O que isso significa?", perguntou. De novo, não respondi. Pedi para ele pegar a caixa e comparar o resultado com o que estava escrito nela. O Eli olhava da caixa para o teste e do teste para a caixa, paralisado. Até que entendeu: "Você está grávida." Só concordei. Por dentro, estava desesperada. Não foi um sentimento ruim, mas de surpresa e falta de controle do que estava por vir. E agora?

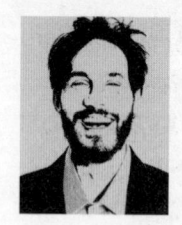

O dia em que descobrimos a gravidez da Lua foi também o dia em que finalmente entendi por que tinha entrado no reality. Tive a resposta que procurava. Quando a Viih me entregou o teste positivo, ainda no banheiro, respirei fundo (dá para ouvir minha respiração no vídeo que a Viih gravou). Peguei o teste da mão dela e não sabia ler o resultado. Nunca tinha visto um teste de gravidez na vida. Até que comparei o resultado com as instruções da caixa. "É rápido assim?", ainda perguntei, porque o positivo apareceu quase na mesma hora. Depois que entendi que o resultado era realmente positivo, me sentei no chão, ao lado da Viih. Ela me olhou e perguntou:

"E agora?"

"Primeiro de tudo, vamos cuidar da sua anemia", foi a primeira coisa que falei.

Nessa época, estávamos em uma fase da vida em que saíamos todas as noites, bebíamos três vezes por semana, não dormíamos nem comíamos direito. O fato de termos descoberto a gravidez tão cedo permitiu que colocássemos nossa vida no eixo, sem prejudicar a gestação.

Ainda fiquei olhando para a parede um tempo com aquele teste na mão, e um filme passou na minha cabeça. Tudo se encaixou.

Existe propósito na vida, e hoje eu sei qual é o meu. Deus me colocou no reality para conhecer a Viih e depois ter a Lua e o Ravi.

Se não fosse pelo programa, nunca teríamos nos encontrado. Éramos de cidades diferentes, tínhamos vidas diferentes. Qual era a chance de o nosso encontro acontecer, se não tivéssemos participado do reality? Ao descobrir a gravidez, fui tomado por uma sensação de paz.

Nessa noite, a Viih dormiu bem, a noite toda. Eu não. Fiquei acordado durante a madrugada. Deitado na cama, vi o sol nascer pelo reflexo na nossa janela. Chorei muito, mas não de tristeza. Não sei explicar, a ficha não tinha caído. Para mim, um "simples" teste de farmácia poderia falhar. Lembro que joguei no Google "teste de farmácia gravidez falso positivo". Ao mesmo tempo, aquela minha pergunta — "O que eu vim fazer aqui?" — finalmente foi respondida. Essa constatação me trouxe o sentimento de que eu estava no lugar exato em que deveria estar.

Alguns dias depois, a Viih fez um exame de sangue, o Beta HCG. Minha ficha foi cair mesmo quando o resultado dele saiu. A médica nos ligou para confirmar. Também temos um vídeo desse momento. O nível de hormônio no corpo da Viih confirmou que havia mesmo um bebezinho na barriga dela. Assim que a ligação termina, olho para ela e digo: "Você está grávida mesmo, amor", já emocionado. Eu começo a chorar, porque foi só nessa hora que a ficha caiu. A Viih teve certeza antes, mas eu ainda estava assimilando tudo. *Vou ser pai*, repetia mentalmente. Tudo parecia tão certo, tão alinhado. Pensei: *Nunca quis ser pai, e agora tenho nove meses para me tornar um. Não vou fugir.*

POR QUE SÓ REVELAMOS A DATA EXATA DA GRAVIDEZ NESTE LIVRO

Enquanto mantivemos a gravidez em segredo, aconteciam histórias engraçadas. Uma delas foi durante a gravação de um comercial para uma marca de ketchup. Fechamos esse contrato antes de a Viih engravidar. No dia da gravação, porém, ela já estava gestante e ninguém sabia, nem o contratante. No vídeo, ela estava em um "bar" e precisava comer um hambúrguer. O garçom chegava à mesa e perguntava para ela qual o ponto da carne. Ela dizia "malpassada", porque geralmente era assim que comíamos. Só que ela esqueceu que não podia comer carne nesse ponto durante a gestação. Eu me desesperei e gritei, na frente dela: "Bem passada!" Não podia falar de outra forma porque não queríamos que ninguém soubesse. Ficou um silêncio no set, todas as pessoas me olhando, assustadas. Passei por grosseiro e impositivo, mas tudo bem. Era pela saúde dela e do bebê.

Nessa hora, alguém brincou, para quebrar o gelo: "Parece até que está grávida." Sorrimos sem graça e voltamos ao trabalho.

Em outro dia, a Viih me deu um susto. Ela cismou de ir até o salão de beleza pintar o cabelo, mas não a raiz (que também não pode durante a gestação). Geralmente, a Viih contratava algum profissional para atendê-la em casa, mas naquele dia preferiu sair. No salão, mentiu para o cabeleireiro, inventou alguma desculpa para que ele escolhesse uma tinta sem amônia. Ele estranhou, porque a Viih nunca teve restrições, sempre mudou de tom quando queria, sem a menor frescura. Ela inventou que o cabelo estava fraco, ele aceitou. Até aí, tudo certo. Só que eu estava em casa e, de repente, recebo a mensagem: "Amor, caí na rua. Levei um tombo feio." Entrei em completo desespero. Ela contou que havia caído de frente, com a barriga. Sem saber o que fazer, quis buscá-la na mesma hora. Ela já tinha chamado um Uber, mas demorou quase uma hora para chegar em casa. Para mim, pareceram cinco horas. Nesse intervalo, enlouqueci. Comecei a preparar uma bolsa para levá-la ao hospital, liguei para a médica, calculei o tempo de deslocamento, planejei todas as soluções possíveis para o que poderia ter acontecido. Quando abro a porta, olho para ela: praticamente nem um arranhão.

Do jeito que a Viih havia me contado, achei que estaria destruída, sangrando, com manchas roxas pelo corpo todo. Ela relatou que tinha rolado, batido com o rosto na calçada e com a barriga no chão. Na verdade, ela caiu de joelhos. Tinha uns vermelhinhos na perna, e só. "Você está de sacanagem", falei. "Vitória, não acredito. Mobilizei a equipe médica inteira para atender você, são oito horas da noite, e você aparece com dois vermelhinhos no joelho", brinquei, depois que a raiva e o desespero passaram. Quem é pai ou mãe de primeira viagem vai entender. É natural ficarmos assustados com tudo. Como não sabemos de nada, qualquer bobeirinha já é muita coisa.

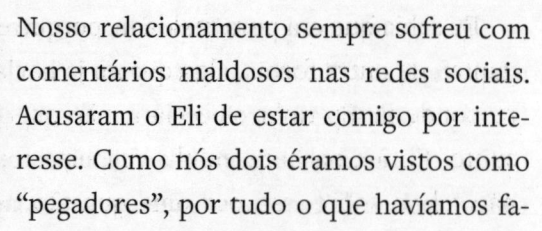

Nosso relacionamento sempre sofreu com comentários maldosos nas redes sociais. Acusaram o Eli de estar comigo por interesse. Como nós dois éramos vistos como "pegadores", por tudo o que havíamos falado e feito na vida de solteiro, também nos enxergavam como pessoas que não saberiam levar uma relação a sério. Imagina, então, contar que eu tinha engravidado sem termos um compromisso...

Para o público, a história que decidimos contar era a de que primeiro ele me pediu em namoro e, depois, engravidamos. Resolvemos não falar publicamente de quantas semanas eu estava, para que as pessoas não fizessem as contas e chegassem à verdade. Fizemos um post contando sobre a gravidez, mas sem revelar o tempo da gestação. Quando fiz o anúncio, todo mundo achou que eu havia acabado de descobrir, mas na verdade já estava com doze semanas. Só agora me sinto tranquila para contar (e, mesmo assim, ainda pareceu, para o público, que eu fiquei dois anos grávida).

Nessa época, mal saíamos, mas aceitamos participar do podcast de uma pessoa que eu considerava amiga, mas de quem me afastei por causa do que aconteceu nessa entrevista. O podcast era ao vivo, e, antes de começar, ela me perguntou se havia algum assunto que não poderia ser mencionado. Pedi para ela não perguntar de quantas semanas eu estava, e ela concordou. A entrevista correu superbem, mas, na hora de finalizar, ela fez a pergunta — de propósito: "Por que você não quer dizer de quantas semanas está?"

Eu sabia que era pura maldade, porque ela tentou perguntar, de outra forma, algo que eu já havia dito que não responderia. Eu tinha sido clara: não quero tocar no assunto. Então, na hora, minha resposta foi dizer que eu não falava sobre isso por uma questão de privacidade, porque não queria que soubessem quando a Lua estivesse para nascer. Mas não foi por isso. O que me dava medo mesmo era o julgamento por eu ter engravidado sem estar namorando, sem ter algo sério. Hoje, fico tranquila em contar a verdade, porque as pessoas nos respeitam mais. É incrível como ainda se prendem a esse tipo de protocolo e como o fato de "sermos uma família" muda o olhar e o julgamento dos outros sobre nós.

"Vamos nessa!"

Apesar do medo, no fundo eu estava feliz. Sempre quis ser mãe, tinha uma boa condição financeira, uma família que me apoiava, uma vida bem estruturada. Com Eli ou sem Eli, sabia que daria conta. Ele, por sua vez, nunca teve uma reação que não fosse de apoio. Quando entendeu que o teste tinha dado positivo, falou: "Vamos nessa!" Imediatamente, começou a criar um protocolo na cabeça dele, dos passos que deveríamos seguir. Como eu estava anêmica, a primeira providência era passar na médica e cuidar dessa questão. Ele nunca quis ser pai, então não sabia o que era pré-natal, puerpério etc., mas nas semanas e meses seguintes estudou tudo. Todos os cursos que eu fiz, ele fez também. E fez vários outros, de todo tipo de assunto relacionado à paternidade: como trocar fraldas, o que esperar do dia do parto, como fazer a bebê arrotar. Até de amamentação. Mesmo que ele não fosse amamentar, queria ter a informação, para ajudar na pega, para saber o que fazer caso a Lua não quisesse mamar, se eu estivesse nervosa, se ela se esquecesse de como pegar no peito, e por aí vai.

Teve um domingo em que acordei às oito da manhã, e ele não estava na cama. Fui até a sala e ele estava fazendo um workshop de cinco horas sobre paternidade, desde as seis. Ele pescava de tanto sono, mas continuava assistindo. Foi muito bonito acompanhar esse processo dele, porque não pedi para o Eli estudar e se dedicar da forma como se dedicou. Ele fez por si mesmo, nem sequer me contou. Então não era só para mostrar, era porque ele queria participar de tudo de verdade.

Eu e o Eli decidimos que aquele período da gravidez era só nosso. Ficamos imersos um no outro, porque percebemos que, além da maternidade, que já era algo muito novo, precisávamos desenvolver nosso relacionamento, que também era recente. Nós nos dedicamos a conhecer um ao outro, a criar momentos só para nós dois. Isso nunca foi verbalizado, mas estava claro que os dois sentiam essa necessidade. Não acho certo quando um casal começa a namorar e se afasta dos amigos, mas naquele momento era importante para nós.

Estávamos abrindo uma exceção nas nossas vidas, porque teríamos só mais nove meses pela frente como um casal sem filhos. Depois seríamos três.

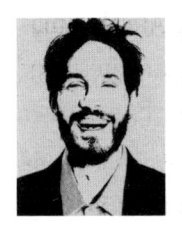

Para um casal se tornar uma família é um processo. Não acontece de forma instantânea, automática. Em nove meses, nasce uma criança. O que queremos para ela? O que vamos oferecer? Não falo de dinheiro, mas de estrutura, amor, carinho... Nós nos olhamos e conversamos: "Você topa? Vai ser um desafio, porque a gente não se conhece." Decidimos que nossa tarefa era fazer dar certo. Todos os nossos passos foram para essa direção.

Mudamos nossa rotina. Antes, éramos pessoas que estavam todos os dias em festas, bebendo, saindo com os amigos. Aos poucos, a partir da notícia da gravidez, muita gente foi saindo da nossa vida, porque aquele momento era só de nós dois.

Para a mulher, a gravidez é física, ela sente as náuseas, a barriga crescendo. No meu caso, passei por um processo de descobrir meu papel. Primeiro, entendi que precisava ser parceiro dela e mostrar que estaria ali para tudo. A gente vai brigar? Vai. Mas vou continuar aqui. Essa postura veio de dentro de mim e do que vi de exemplo do meu pai. Ele não é de ter contato físico, mas sempre nos passou a confiança de que poderíamos contar com ele.

Muita gente fala que o pai só vira pai depois que o bebê nasce. Nunca acreditei nisso. Não entrava na minha cabeça que eu só teria alguma conexão com a Lua depois que ela nascesse.

Comecei a me formar pai assim que confirmamos a gravidez. E penso que todo futuro pai deveria lidar assim com a gestação da parceira.

Tratar a anemia da Viih foi minha primeira atitude. Eu era o fiscal da alimentação: controlava todas as refeições da Viih. A médica passou uma dieta que precisava ser seguida à risca, com beterraba, feijão, bife de fígado. Nos três primeiros meses, a Viih continuou trabalhando normalmente, e eu fiscalizava de longe. Mandava mensagem: "E aí, almoçou o quê?" Se ela me respondia que tinha comido batata frita, eu fazia um pedido por delivery com arroz, feijão e uma proteína e mandava entregar nas gravações. Num set de filmagem, é normal se esquecer de comer, você acaba ficando muito envolvido com o trabalho. Então essa era uma preocupação constante para mim.

Do bife de fígado, especificamente, a Viih não gostava, mas era muito importante que ela comesse. Quando colocava a carne na boca, sentia náuseas, vontade de vomitar. Não gostava do cheiro e achava o gosto rançoso. Tínhamos uma cozinheira na época que não acertava o tempero e preparava de um jeito que não agradava muito a Viih. Conversei na boa com ela: "Decidi que fazer o bife da Viih vai ser um momento meu. Sei preparar do jeitinho que ela gosta." E preparava só na hora em que a Viih se sentava à mesa. Para disfarçar o cheiro, temperava com limão, um pouquinho de molho inglês, muito alho e cebola. Aquilo virou meu compromisso diário. Eu comia junto com a Viih, e ela passou até a gostar. Às vezes, ela não estava a fim, mas mesmo assim eu fazia, insistia que se alimentasse. Cuidava dos horários dos remédios. No café da manhã, pegava o comprimido, colocava em um pote na mesa, para ela não esquecer. Minha atenção era toda nela. Primeiro, por causa da anemia. Segundo, porque queria mostrar que eu era seu parceiro.

A *treta do sobrenome*

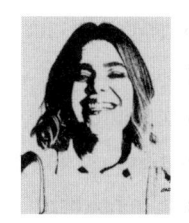

Outra ocasião em que recebemos críticas e muito *hate* na internet foi na época em que o Eli decidiu não colocar o sobrenome "do Carmo" na Lua. Foi uma escolha dele, mas as pessoas me acusaram de ser egoísta. De não querer que ele participasse da maternidade. Disseram que eu seria traída. Estou acostumada com cancelamentos, mas a gravidade dos comentários fez com que eu passasse muito mal, e estávamos a poucas semanas do nascimento da Lua. Foi um grande susto. Tive um quadro de pressão alta e precisei ser internada, porque poderia ter eclâmpsia, uma condição que provoca convulsões e é extremamente perigosa para gestantes.

> *As pessoas, em geral, não têm a dimensão do que um comentário maldoso na internet pode causar.*

Estando grávida, a situação se agrava. Eu só me preocupava com a Lua, não queria que aquilo me afetasse. O Eli foi me visitar no hospital, ficou comigo, mas, depois que eu já estava bem, precisou passar um tempo sozinho para digerir as maldades que lia e ouvia. Ele sofreu muito. Estavam duvidando da capacidade dele de ser pai, e o julgamento dos outros machucava nós dois.

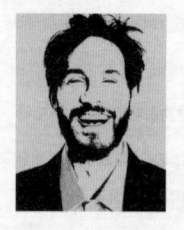

Mesmo tendo sido uma decisão nossa compartilhar cada etapa da gravidez (e, depois, da maternidade e paternidade), sofremos com todos os ataques. As pessoas tiravam nossas decisões de contexto e julgavam. A treta do sobrenome, para mim, foi a mais pesada, porque aconteceu perto do nascimento da Lua. Um seguidor perguntou, via caixinha no Instagram, qual seria o nome da nossa filha. Respondi: "Lua Di Felice." Não quis colocar meu sobrenome, do Carmo, porque havia consultado um numerólogo, e o nome dela estava perfeito, alinhado com o que acreditávamos e queríamos para a vida dela. Incluir meu sobrenome atrapalharia a numerologia e perderia força. Lua Di Felice significa "lua de felicidade". E o que todo pai mais sonha para o filho é que ele seja feliz. Sou uma pessoa que acredita muito em energia, mas o público não entendeu nossa escolha. Ou preferiu não entender e agir movido pelo ódio.

Eu não tinha a vaidade de colocar meu sobrenome na Lua. O mais importante, para mim, era o significado. Eu que tive essa iniciativa, mas as pessoas acharam que a decisão tinha partido da Viih. Também alegaram que escolhemos esse nome para que a Lua já nascesse com "nome artístico". Quando a história viralizou na internet, o público atacou a Viih.

> *Entrei no Instagram para defendê-la: "Eu que abri mão do meu sobrenome, não vou deixar de ser pai por isso."*

As pessoas chegaram a me acusar de querer largar a Viih na maternidade. Diziam que eu fugiria, que ela seria mãe solo. Fizeram um bolão na internet, apostando em quanto tempo eu a abandonaria. Quantas crianças no Brasil têm o sobrenome do pai, mas quem cria é a mãe? Uma coisa não está, necessariamente, relacionada à outra. Mais uma vez, estavam tentando invalidar minha paternidade.

A Viih passou mal, teve um pico de pressão e precisou ser levada às pressas para o hospital. Chegamos a pensar que a Lua nasceria, porque pressão alta, durante a gravidez, é perigoso. As pessoas não têm noção da gravidade do que falam na internet. Não lembram que, do outro lado, há um ser humano. Não pensam nas consequências dos comentários maldosos.

Escrevi um textão para publicar em um post, rebatendo todas as acusações. Mas a Viih, que tem muito mais experiência com os julgamentos da internet, me aconselhou: "Não faz isso. Só vai causar mais controvérsia." Apaguei o rascunho do post, mas não fiquei bem. Na verdade, eu estava esgotado. Depois que o quadro de pressão alta da Viih se normalizou, voltei para casa e fiquei quatro dias sozinho, no silêncio.

Um novo corpo

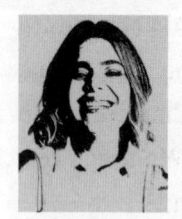

Eu estava muito magra quando engravidei, com 53 quilos (meu peso normal costuma ser 56). Tive que comer de forma muito saudável por conta da anemia e tomei até ferro na veia. Comecei a me cuidar, fazer fisioterapia pélvica e exercícios aeróbicos com uma professora em casa. Melhorei minha alimentação, mas me permitia um chocolatinho, um lanche no fim de semana.

No início fiquei enjoada e cheguei a vomitar algumas vezes. Quando isso acontecia, o Eli sempre estava comigo, segurando meu cabelo e me dando apoio moral. Além dele, só quem sabia da gravidez eram minha mãe, minha tia e meu empresário na época. Ele precisava saber, porque havia trabalhos que eu não teria como fazer mais. Se algum cliente me pedisse para pintar o cabelo, por exemplo, eu não poderia. Não queria que a notícia vazasse, então só confiei o segredo a essas quatro pessoas.

Mas me irritava muito não poder contar para mais gente sobre a gravidez, principalmente quando estava trabalhando. Queria curtir a gestação, aproveitar, me cuidar, respeitar meu corpo, só que tinha compromissos profissionais a cumprir. As pessoas ao meu redor estavam acostumadas comigo em outro ritmo. Antes, eu trabalhava até as cinco da manhã sem reclamar. Em setembro, fui repórter do gshow no Rock in Rio, e ninguém me tratava como grávida — eu não havia contado nada ainda, então não tinham como saber. Ser repórter do Rock in Rio é assim: são quatro dias de evento, você fica correndo de um lado para o outro, atrás de famosos, nos camarotes, na área vip. Aquele evento foi o ponto-final. No segundo dia, já não aguentava mais. Vomitei, estava no meu limite. Quando fui ao banheiro, percebi que havia tido um sangramento. Foi um momento grave para mim, achei que teria um aborto.

Liguei para a minha médica e ela perguntou qual era o aspecto do sangue. Expliquei, e ela me tranquilizou, falando que provavelmente era apenas um escape, mas pediu que eu voltasse para São Paulo para avaliarmos. O cliente, sem saber que eu estava grávida, queria que eu retornasse para o Rio após a consulta para terminar os quatro dias de evento. Ali, eu disse para o meu empresário que não voltaria. Fui e não voltei mais. Depois do sangramento, pensei: *Chega, respeita seu corpo. Respeita seu limite.*

Comecei a criar essa proteção, a respeitar meu corpo, e isso me ajudou também a lidar com as mudanças físicas que viriam. Sempre tive estrias, mas aquelas esbranquiçadas, que ficam mais apagadas com o tempo. Um dia, eu e o Eli estávamos deitados na cama, e a primeira estria vermelha apareceu, na lateral da barriga. Honestamente, aquilo não me afetou em nada. Não fiquei mal, porque eu já tinha me preparado para situações como essa. Até hoje não ligo. É uma cicatriz, não me incomoda. Mas nós, mulheres, mesmo que sejamos independentes, ainda nos preocupamos com o que o homem vai achar do nosso corpo, das imperfeições.

Mostrei na hora para o Eli. Não por mim, porque realmente não me importei. Mas não sabia o que ele acharia — e queria saber. A reação do Eli foi muito engraçada. A boca verbalizava uma coisa, o rosto transmitia outra. Dava para ver que ele estava em desespero, mas falava calmamente. Como o conheço bem, sabia que não era um desespero porque eu estava com estria, e sim porque ele não sabia o que aquilo representava para mim. Estava preocupado comigo, se eu ficaria mal, triste, se me isolaria, se ficaria com vergonha. Esse era o medo dele, visivelmente.

Na hora, ele começou a pesquisar no celular "o que fazer quando aparece estria na grávida, como ajudar", achando que eu tinha ficado mal por causa daquilo. No fim, falei como me sentia, e ele entendeu que eu estava zero preocupada.

Penso que também foi por isso que consegui fazer o vídeo do tour pelo corpo, no qual mostrei com detalhes cada manchinha, o escurecimento das axilas, a linha escura na barriga, celulites, sem vergonha nenhuma, sem fingir perfeição. Postei o vídeo no fim de março, algumas semanas antes de a Lua nascer. Trata-se de uma recordação da gestação, mas também uma lembrança de que cada cicatriz faz parte da história de uma mãe.

Também quis acolher mães que estivessem se sentindo mal com o próprio corpo, ou com a autoestima baixa. Queria lembrar a elas que todas as mudanças são comuns, completamente normais. Se fosse algo que me incomodasse, eu não conseguiria mostrar. Ninguém quer mostrar o que incomoda.

O vídeo foi uma virada de chave na maneira como eu trataria a maternidade nas minhas redes sociais.

Antes mesmo de parir, consegui ver que eu tinha ajudado muitas mães. Criei um propósito no meu conteúdo. Foi ótima a sensação de ver as mães felizes, contando as histórias delas, se sentindo representadas pelo vídeo e pelo que eu mostrava ali: meu corpo real de grávida. Foi muito bom para mim como pessoa, me senti realizada, feliz.

Foi por isso que quis continuar nesse caminho. "Vou mostrar minha maternidade inteira, tudo que eu sofrer, tudo que for difícil, vou contar. Não vou ficar escondendo, fingindo que tudo são mil flores, lindo e maravilhoso", decidi. A maternidade se tornou um novo assunto sobre o qual amei falar. Me encontrei ali, podendo mostrar tudo o que eu estava sentindo. Como eu já gostava de ligar a câmera e sair falando, desde lá atrás, da época da síndrome do pânico, então imagina agora poder colocar para fora milhões de coisas novas e ligadas ao momento tão especial que eu estava vivendo e sentindo!

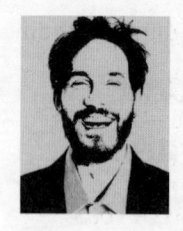

Para mim, as transformações no corpo da Viih não eram importantes, mas sei o quanto poderiam ser impactantes para ela. Já no trimestre final da gestação, estávamos deitados quando ela se deu conta de que havia aparecido o primeiro risco de estria. Ela me mostrou. A Viih é muito durona, não fala de imediato quando está incomodada. Então se levantou e foi até o espelho do banheiro, inconformada. Ela vinha se cuidando, passava muito creme para evitar estrias. Falei para ela relaxar, mas vi que não adiantaria. Na mesma hora mandei mensagem para uma dermatologista. Queria encontrar soluções para acalmar a Viih. Para mim, aquilo não fazia diferença. Mas sei que era o fim do mundo para ela. A médica disse que era possível fazer correções para amenizar. Relatei isso para a Viih, depois ela poderia tratar. Mas vi que não adiantava acalmá-la, porque passar por isso era algo inevitável naquele momento.

O que mais me deixou apreensivo foi o uso das palavras certas. Eu não queria ser descuidado. Como homem e marido, não mudaria nada. Disse para ela que o mais importante era que o corpo dela estava carregando nossa filha. Se eu me esforçasse demais para resolver o problema, estendendo muito o assunto, ela poderia pensar que aquilo estava me incomodando ou se irritar com algum jeito meu de falar. Se eu amenizasse, ela poderia achar que eu estava diminuindo sua dor.

Então tentei levar de forma leve, tirar o peso daquele momento. Meu papel naquela hora foi jogar a autoestima da Viih para cima, o que procurei fazer durante toda a gravidez. Repetia que estaria com ela de qualquer jeito — gorda, magra, barriguda ou de barriga chapada. Tentava transmitir isso a ela. A Viih é uma mulher muito forte, tanto é que depois dessa primeira estria ela não se importou mais. Quando apareceu a segunda, ela já estava com outro pensamento: *É isso mesmo, estou cheia de estrias aqui, estão vendo?*

A Viih se encheu de luz com a gravidez, o que a deixou ainda mais bonita.

GRÁVIDO

A gravidez da Viih demorou a aparecer fisicamente, mas mesmo assim ela criou uma relação muito forte com a barriga desde o início. Eu não. Por causa disso, eu me preocupava em como fazer para que aquele bebê, que crescia lá dentro, soubesse quem eu era. Como ele criaria uma conexão comigo? Comecei a conversar com a barriga, aconselhado pelo meu pai. Foi uma forma de estabelecer um vínculo com a Lua, para que ela soubesse quem era o pai dela quando nascesse. Quando a gestação avançou, eu cantava para a barriga "Como é grande meu amor por você", do Roberto Carlos, e a Lua chutava, como se reconhecesse a minha voz. Depois, comprei um aparelho de ultrassom para escutar os batimentos dela.

Eu não acreditava nessa falácia de que o homem só se torna pai depois que a criança nasce. O mais perto que cheguei de sentir o que a Viih estava sentindo, fisicamente, foi quando apareceram sintomas de gravidez no meu corpo. A princípio, talvez pareça algo improvável, mas pode acontecer quando o pai começa a adotar um comportamento psicológico similar ao da gestante. O médico acredita que, por eu ter me envolvido muito na gestação, passei a experimentar mudanças também.

Entre janeiro e abril, até a Lua nascer, engordei doze quilos. Também tive sono em excesso, e não sou um cara que em geral dorme muito. Se você me perguntar qual foi a última vez que dormi à tarde, por exemplo, mesmo em um fim de semana, não sei dizer. Sou elétrico. Na gestação, sentia uma moleza, a mesma coisa que a Viih teve nas primeiras semanas.

Depois, começaram os enjoos. Acordava nauseado. Vomitava de repente, sem motivo. Pesquisei sobre o assunto, e, realmente, é muito interessante como o homem pode passar a identificar no próprio organismo as transformações pelas quais a mulher está passando. É totalmente psicológico. E natural. A única coisa que não tive foi desejo por comida, algo que quase todas as grávidas têm. A Viih, por exemplo, chegou a comer ração! É sério: estávamos na sala e o pote de ração dos cachorros fica lá. Recebemos a ração em casa, que geralmente compramos em pequenas porções, como snacks. Ela abriu aquele pacote, de forma muito espontânea e repentina. Quando olhei para a Viih, ela já estava com a ração na boca. Fiquei desesperado! Falei: "O que é isso? Minha filha não vai comer ração, minha filha está aí dentro." Caímos na risada. Comecei a fiscalizar os potes de ração dos cachorros.

Ela também comia muita Nutella, então criei uma receita que ela amou: pavê de chocolate branco com leite

Ninho e Nutella. Fazia praticamente toda semana para ela durante os últimos quatro meses de gravidez. Não tem como ficar ruim, né?

Pavê de chocolate branco com Ninho e Nutella

INGREDIENTES

- 5 barras de chocolate branco
- 2 caixas de creme de leite
- 350 ml de creme de leite fresco ou chantilly
- 2 pacotes de biscoito maisena
- 200 ml de leite integral
- 3 gotas de essência de baunilha
- 250 g de leite Ninho em pó
- 200 g de Nutella

MODO DE PREPARO

1. Derreta o chocolate branco.
2. Misture o chocolate derretido com creme de leite para formar a ganache.
3. Bata o creme de leite fresco na batedeira para formar o chantilly.
4. Acrescente 6 colheres de sopa de leite Ninho e misture.
5. Misture a ganache com o chantilly.
6. Acrescente aos poucos a Nutella.
7. Molhe o biscoito maisena no leite com essência de baunilha.
8. Forre uma camada de biscoito e depois coloque por cima o creme.
9. Vá intercalando biscoito e creme para a montagem.
10. Finalize polvilhando Ninho por cima e coloque no congelador por 4 horas.
11. Sirva à vontade!

Meus hormônios estavam desregulados, assim como os da Viih. Meu peito também cresceu, tive ginecomastia (quando o tecido mamário masculino incha, geralmente em razão de um desequilíbrio hormonal). O público na internet achou que eu estava tomando bomba, mas não era isso. Eu mal treinava, não ia à academia. Confesso que já tinha tomado bomba no passado, mas não naquele período. As mudanças no meu corpo estavam totalmente relacionadas à gravidez da Viih.

NOVAS PATERNIDADES: HOMEM NÃO CUIDA?

Depois de refletir muito sobre os motivos pelos quais eu tinha tanto medo da paternidade, descobri a razão: eu achava que não sabia cuidar. Eu me olhava no espelho e pensava: *Não cuido nem de mim mesmo, imagina de uma criança.*

Acho importante abordar esse tema porque vemos muitos relatos na internet de mães falando sobre maternidade, enquanto ainda há poucos relatos de homens falando sobre paternidade.

Muitos homens têm medo da paternidade, e eu sou um caso vivo disso. Eu também tinha.

Não é segredo para ninguém que, na minha vida, nunca imaginei que seria pai. Sempre achei que a paternidade viria para atrapalhar a minha vida. Antes, não tinha cuidado nenhum, era um cara muito livre. Para você ter uma ideia, eu viajava para a Islândia e minha mãe só descobria pelo Instagram. Hoje, se eu pudesse resumir a paternidade em uma palavra, seria esta: cuidado.

A responsabilidade da paternidade apareceu para mim assim que descobrimos a gravidez. Com medo de ser pai, comecei a procurar me informar sobre o assunto, porque não tinha domínio nenhum sobre o tema. Em um dos cursos que fiz, escutei uma frase que, na época, não fez sentido nenhum para mim, mas hoje faz.

Essa frase colocava a paternidade em dois cenários: em um deles, a paternidade seria a oportunidade de o homem conhecer o real significado da palavra "responsabilidade" e amadurecer. No cenário contrário, a paternidade seria a oportunidade de o homem demonstrar sua irresponsabilidade, infantilidade e egoísmo e permanecer sendo uma criança.

Hoje, vivemos em uma sociedade extremamente machista, com abandono paterno, falta de disponibilidade afetiva e, em casos mais graves, violência doméstica. Esse cenário triste fica ainda pior quando paramos para pensar e percebemos que muitos de nós, homens, não fomos criados para cuidar. É um atributo quase que exclusivamente feminino, e qualquer aproximação desse cenário "feminino" representa uma espécie de risco à masculinidade.

O cuidado ao qual me refiro não é apenas sobre a criança, mas com tudo o que envolve a família, inclusive o autocuidado. Já evoluímos bastante em relação ao autocuidado masculino, mas ainda é um tabu muito grande. Posso dar meu pai como exemplo: para ele ir ao hospital fazer um exame ou procurar um médico, só se estiver muito mal, já caído no chão. Fui criado assim e tenho certeza de que, em muitas outras casas, essa também era a norma.

Nós, homens, crescemos com a sensação de que não sabemos cuidar.

Meu pai também não é um homem acostumado a abraçar, a falar "eu te amo". É compreensível, porque, antigamente, os homens nem eram estimulados a demonstrar emoções. Então, desde quando estava na barriga, a Lua também mudou a relação com toda a minha família. Comecei a entender meu papel de filho, marido e pai. Embora não fosse muito desenvolto com contato físico, meu pai sempre esteve presente, como o alicerce de um prédio. Além de refletir sobre a minha própria paternidade, eu também trouxe essa presença para minha relação com a Viih e com a Lua. Falava, de todas as maneiras que conseguia: "Estou do seu lado, sou pai da sua filha."

Hoje a paternidade é outra. Fico pensando na quantidade de atitudes que podemos tomar para mudar o cenário atual, a fim de diminuir o índice absurdo de ausência paterna, de fuga paterna. E precisamos fazer isso logo, para que possamos criar meninos cientes do desafio de desenvolver, desde cedo, o cuidado como um atributo. Assim, no futuro, esses meninos não terão medo e não vão fugir da responsabilidade da paternidade.

Como homens, precisamos entender que as mulheres sempre trabalharam — afinal, o cuidado materno é um trabalho. Éramos nós que não sabíamos cuidar de verdade.

UMA LUA QUASE NORTE-AMERICANA

Já tínhamos passado por uma série de cancelamentos quando coloquei na cabeça que o nascimento da Lua seria nos Estados Unidos. Não queria ficar refém da imprensa, do público, dos paparazzi na porta do hospital, de nada. Então criei um plano: primeiro, teríamos a Lua no exterior. Se, no retorno, fôssemos xingados ou cancelados novamente no Brasil, moraríamos lá. Era uma fuga, e na minha cabeça funcionaria.

A Viih discordou, argumentando que mudar de país não alteraria nada, pois o cancelamento acontecia na internet. Em qualquer lugar do mundo, temos acesso às redes sociais. Ainda assim, eu pensava que a privacidade seria maior fora do Brasil. Aqui, se vamos no mercado, alguém tira foto. Lá, não somos conhecidos, não teríamos que lidar com esse tipo de situação.

Nessa época, trabalhamos em um evento no qual a Ivete Sangalo estava presente, e comentei com ela sobre a ideia. Ela respondeu de maneira muito direta: "Você não vai resolver seus problemas. Você imagina que a distância entre Estados Unidos e Brasil será suficiente, mas está fugindo da situação real. A não ser que pare de trabalhar com internet. Feche todos os perfis nas redes sociais. Só assim ninguém mais vai ouvir falar de vocês. É isso que você quer?"

Não era. Mas, mesmo balançado com o recado da Ivete, não desisti de tentar convencer a Viih. Marquei uma viagem para conhecermos duas equipes médicas dos Estados Unidos, o hospital e até a casa onde moraríamos. O país exige que o casal chegue um pouco antes do parto, pelo menos na 32ª semana de gestação. Não pode ser na 38ª, com o bebê prestes a nascer. Organizei o orçamento, conversava todo dia com a Viih, tentando convencê-la, e disse que a mãe dela estaria presente também. Ela escutava: não dizia que não, mas também não concordava. Foi levando a situação enquanto eu planejava os detalhes.

Até que um dia a Viih perguntou: "Vou poder levar meus cachorros?" Ela sempre foi muito grudada com os cães e não passaria dois meses longe dos bichinhos. Só que na época os Estados Unidos não estavam aceitando pets de alguns países, entre os quais o Brasil, porque havia um surto de raiva aqui no país. Portanto, as companhias aéreas não autorizavam o embarque de animais.

Insisti. Tentei contornar a situação. Fizemos todos os exames, providenciamos as vacinas necessárias, abrimos um processo na vigilância sanitária norte-americana para que liberassem a entrada deles no país, mas não deu certo. A Viih então deu o ultimato: "Sem meus cachorros, eu não vou."

Perto da data de comprar a passagem, ela repetiu: "Eu não vou." Os cachorros eram uma desculpa, mas a realidade é que ela queria ter a Lua no Brasil, com a família por perto. Além disso, o parto aqui é muito mais acolhedor. A maternidade prepara a mãe, arruma o quarto, apoia os pais. Nos Estados Unidos, não existe essa atmosfera de se sentir em casa. Além disso, o próprio clima é bem mais frio. E, pensando bem, aquele momento era muito mais da Viih do que meu. Tive que concordar.

É menina!

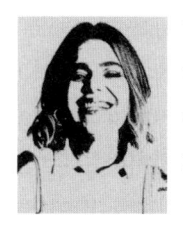

Tudo o que um pai e uma mãe mais querem, na gravidez, é que a criança venha com saúde. Esse era o principal. Mas, se eu falasse que não sonhava ter uma menina, seria mentira. Claro que o amor seria igual se viesse um menino, tudo seria exatamente na mesma intensidade, mas o que vivi com minha mãe e a forma como ela me ensinou o que é ser mulher me deixava com muita vontade de passar esses ensinamentos para a frente, para uma filha. Então, sim, eu tinha preferência. Mas não ficava falando. Na verdade, só comecei a falar depois que descobri que era menina. Até porque o bebê sente, e isso pode ser ruim. No fundo, muitas de nós temos preferência mesmo.

Por ter idealizado que a Lua seria uma menina, minha estratégia psicológica de manter o controle fez com que eu me planejasse exatamente para o contrário. Minha terapeuta diz que faço isso para me proteger. Coloquei na cabeça que seria menino. Para me poupar de qualquer frustração e não depositar essa expectativa na criança, imaginei o cenário oposto. Eu me via correndo no quintal com um menino, ele bem arteiro e com cabelo estilo tijelinha. Visualizava também o quartinho dele, com temática de universo, cheio de planetas. Pronto, na minha mente eu teria um menino, e estava contente com isso. Fiquei tão satisfeita que até comecei a querer ter um menino mesmo.

Nunca acreditei na história de que as mães conseguem pressentir o sexo da criança ainda dentro da barriga, e acabaria pagando com a língua quando começamos a planejar o chá revelação. Não saber o sexo estava acabando comigo, a ansiedade me consumia. Nunca teria coragem de ler o exame de sexagem fetal porque seria injusto com o Eli, então criei outra estratégia: pesquisei maneiras de descobrir o sexo do bebê pelo ultrassom. Li sobre um tubérculo genital que, antes de se desenvolver completamente, pode indicar o sexo. Se é menino, essa estrutura fica para cima, e quando é menina, fica reta.

Eu estava com quatorze semanas de gravidez e faríamos o último ultrassom antes do chá revelação. Deitada na maca, ansiosa e com aquela vontade de saber logo o sexo, tentei identificar o tubérculo.

A imagem não era muito nítida, mas eu vi: estava reto, era menina.

Ainda tive um pouco de dúvida porque, apesar de adorar medicina e ter lido muito sobre o assunto, eu não sou médica. Não poderia ter certeza, mas tive a intuição, pela primeira vez, de que poderia, sim, ser uma menina.

Comecei a pirar. Eu sempre quis ter filha, mas não me considerava merecedora, porque ainda surgiam na minha cabeça pensamentos dessa imagem falsa que a sociedade cria. Primeiro, tem que namorar, depois se casar, esperar, planejar e só então engravidar. Não respeitei essas etapas na ordem que as pessoas acham que deve acontecer, então parecia que eu não tinha o direito de ter meu desejo realizado. Passei a sonhar com uma menina, e parecia que a Lua dizia, de dentro da barriga: "Mamãe, sou eu, sua filha." Comecei a sentir que era menina seis dias antes do chá revelação.

O chá revelação

Fiz muitas festas na vida, desde criança. Na adolescência e no início da fase adulta, até os dezenove anos, planejava comemorações de aniversários gigantes, com seiscentas pessoas. As festas ficaram famosas na internet, porque o público adorava saber os temas escolhidos, quem eram os convidados, as fofocas que surgiam... Quando alcancei os dez milhões de seguidores, fiz três festas com fãs, em São Paulo, no Rio de Janeiro e em Belo Horizonte.

Na gravidez, eu já não ia mais a todos os eventos para os quais era convidada, porque avaliava a energia do lugar e pensava nas pessoas que estariam presentes. Queria proteger a Lua de qualquer vibração negativa. No chá, decidi que faria diferente. Convidei só quem eu fazia questão que estivesse ao meu lado. Da lista inicial, com quase seiscentos convidados, chegamos a cem, apenas família e amigos. E foi muito melhor dessa forma, porque eu olhava ao redor e só via pessoas que me amavam de verdade. Não tinha quase ninguém famoso. Eu sentia uma energia boa, positiva, de alegria real. Entrei na festa chorando e fui embora chorando, mas não de tristeza. Era um sentimento de alívio, de não ter preocupação se a festa estava agradando os outros ou não.

O evento, que chamamos de BBBaby, foi inspirado no reality, porque a Lua não existiria se não fosse pelo programa. Nunca teríamos nos conhecido. Criamos uma espécie de prova Bate e Volta inspirada em uma da qual o Eli tinha participado na edição dele, em 2022. Havia vários tubos tampados no meio do salão, com números. Abríamos os números e, de dentro, saíam balões. Supostamente, os balões deveriam aparecer na cor rosa ou azul, mas colocamos apenas balões brancos nos tubos. Essa primeira parte foi mais uma brincadeira com os convidados. A revelação mesmo não seria ali.

De repente, começa a passar um vídeo: "Manutenção externa", da mesma forma que acontece no reality. Nessa hora, chegaram os Dummies, que nos levaram até um telão. O Tiago Leifert, ex-apresentador do programa, aparece na imagem e começa o discurso "de eliminação", do mesmo jeito carinhoso que ele costumava fazer quando estávamos confinados. "Ver uma filha descobrindo o mundo é a experiência mais gratificante que existe, e vocês estão prestes a entrar na maior aventura humana possível", lembrou o Tiago, falando da própria experiência. Curiosamente, o nome da filha dele também é Lua. Então, o Tiago encerra o discurso. Nós dois, de mãos dadas, viramos de frente para nossos convidados e esperamos a tinta cair do teto: seria rosa ou azul? Eu havia pensado em toda a logística, mas não sabia qual cor viria. Não aguentei a ansiedade e olhei para cima, tentando antecipar aquele instante único. Um jato de tinta rosa caiu sobre nós dois e nossas roupas brancas ficaram completamente cobertas. É menina.

Eu me lembro da sensação de alívio que o Eli teve quando descobriu a gravidez, ao entender por que ele havia entrado no programa. Na revelação, senti algo parecido, uma tranquilidade. Não apenas pelo fato de ser menina, mas por Deus ter me enviado o que sempre pedi.

Confira os vídeos da gente descobrindo a gravidez e do chá revelação!

* * *

Com a confirmação do sexo, tudo o que eu havia imaginado foi repensado: o quartinho, as roupas etc. Meu Pinterest estava cheio de referências de quarto para meninos, e, de repente, era a Lua quem estava chegando. Também começamos a planejar o tema do quartinho dela, que seria "bosque encantado". Viajamos para Orlando e Miami para fazer o enxoval. Essa viagem foi muito gostosa, porque estávamos nos curtindo, cada vez mais apaixonados, e a barriga crescendo. Ela já estava vivendo aquelas lembranças junto com a gente.

Nosso casamento

Dez dias antes de a Lua nascer, falei para o Eli: "Você quer casar?" Dividíamos as contas, morávamos juntos, e eu estava grávida. Ele já considerava nossa situação um casamento, só não me falou. Para mim, no entanto, não era tão óbvio assim. A palavra "casamento" não havia sido verbalizada entre nós. Perguntei: "Então você quer?" Ele respondeu: "Sim. Vamos casar." No dia seguinte, chamamos o escrivão do cartório e nos casamos na sala de casa. Não esqueço o dia em que recebemos a certidão, o documento que oficializava nossa relação. Abrimos a janela da sala e gritamos: "Casamos! Estamos casados! Estamos felizes!" Estávamos completamente apaixonados um pelo outro. Ainda queremos fazer uma festa, mas vai ficar para 2025, porque em 2024 nosso foco foi planejar e comemorar o aniversário de um ano da Lua.

O casamento mudou a visão que o público tinha da nossa relação. Entre a gente, não fazia diferença. Para os outros, parecia que finalmente tínhamos entrado no padrão esperado pela sociedade, da família de comercial de margarina. Paramos de ser julgados. Passaram a nos tratar bem. Não nos casamos por esse motivo, é claro. Casamos porque fez sentido para os dois. Aconteceu do nosso jeito, exatamente como tinha que ser.

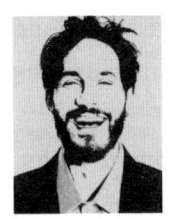

Começamos a conversar sobre um futuro casamento em meados de novembro de 2022, mas nunca chegamos a definir uma data. Nós queríamos nos casar quando comprássemos a nova casa, onde moramos hoje. Só que a Vitória é um furacão. Desde que eu saí do reality, não sabia onde estava minha certidão de nascimento, e precisava do documento para oficializar o casamento no civil. A Viih conversou com minha assessora e pediu a ela que encontrasse a certidão. Estava em Volta Redonda. Assim que minha assessora achou os papéis, enviou por correio para casa.

* * *

Em uma sexta-feira, de manhã, acordei depois da Viih. O bom-dia dela foi assim: "Nós vamos casar hoje, tá? Já mandei fazer a papelada, e às cinco da tarde o pessoal do cartório vem aqui para assinarmos os documentos."

O pedido de casamento foi esse. Já tínhamos acordado que nos casaríamos nesse modelo, eu só não sabia que seria naquele dia!

Lembro que fiz a barba no dia, ela nem tomou banho. Trocamos de roupa, nos vestimos de branco e assinamos os papéis. Estávamos muito felizes. Abri a janela do apartamento e gritava: "Casei! Casei! Chupa, Brasil, casei!"

Confira o vídeo!

Uma nova vida

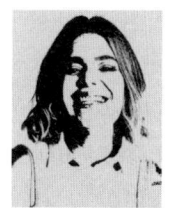

Eu queria muito ter um parto normal, sentir a dor mesmo. Mas, ao longo da gravidez, a Lua não virava, e fizemos de tudo para que isso acontecesse. Busquei fisioterapia pélvica, acupuntura, fiz superstições, mandingas, estudei posições para dormir e até para transar. Algumas mães me falavam que os filhos tinham virado para a posição correta no dia do parto. Conversei com meu médico, e ele foi muito realista comigo: isso até poderia acontecer, mas era raro.

Fiquei muito triste porque percebi que a Lua talvez não virasse a tempo de fazermos o parto normal. O médico nos disse que era perigoso esperar demais, que ela poderia fazer cocô dentro da barriga e acabar provocando uma infecção. Quando entrei na 39ª semana de gestação, tive contrações mais fortes e optamos por marcar a cesárea. Escolhemos o domingo de Páscoa, 9 de abril, porque as duas famílias, tanto a minha quanto a do Eli, poderiam vir para o nascimento da Lua.

No sábado à noite, fomos para a maternidade disfarçados. Como não queríamos que a informação vazasse, montamos um esquema com o hospital. Eu entrei por trás, vesti um capuz, e, em vez de registrarem meu nome na recepção, colocaram um pseudônimo. Consegui que a notícia não vazasse. As pessoas só saberiam que a Lua existia quando ela já estivesse com alguns dias de vida.

O quarto estava lindo, o que me confortou muito. Tudo o que tinha criado estava lá: as lembrancinhas para a família, a roupinha de sair da maternidade. No dia seguinte, acordamos cedo, e as duas famílias subiram até o quarto. A maternidade preparou um ritual de despedida da barriga. Cada pessoa falou uma frase bonita para a Lua e rezamos. Chorei muito de emoção. O momento do nascimento da Lua estava perto de chegar.

Um enfermeiro apareceu com a maca para me levar ao centro cirúrgico. Assim que passamos da porta que dividia as salas de cirurgia do restante do hospital, comecei a ter contrações muito fortes, não sei se por causa da emoção e da ansiedade. Cheguei a ter duas contrações seguidas, então me anestesiaram. Na mesma hora, já não senti mais as pernas.

Deitada na maca, com o Eli, a doula, o médico, as enfermeiras, todas aquelas pessoas ao meu redor, eu não me sentia totalmente confortável. Odiei com todas as minhas forças a cesárea, mesmo entendendo que era o melhor para a Lua. Achei sufocante, agoniante, você fica com as pernas "desmaiadas", não sente o corpo da cintura para baixo. Percebia o médico mexendo em mim e na criança, pareciam trancos fortes, mas não sentia a dor.

Além disso, uns dias antes eu estava muito gripada, então ficar deitada me deixou toda entupida. O meu nariz fechou, eu não conseguia respirar. A Lua nasceu muito rápido. Saiu, chorou e veio para mim já mamando. Amei ver ela sugando o peito — foi o momento mais bonito de tudo aquilo. Só que comecei a passar mal enquanto me costuravam. A minha saturação começou a baixar, eu não estava conseguindo respirar, não passava ar. Fui ficando zonza, com a cabeça rodando; pensei que ia ser uma daquelas histórias trágicas de parto em que a mãe morre e a criança fica viva. Não era possível esse desfecho, eu pensava. Isso não podia acontecer.

Com toda a vergonha do mundo, porque sabia que uma grávida não poderia usar, pedi algo que não saía da minha cabeça durante o parto:

"Alguém vê meu Neosoro, por favor, socorro!"

Foram buscar e colocaram Neosoro no meu nariz. Foi aí que eu respirei.

Agora imagina a cena: você está lá toda cortada, os médicos te fecham, você não se mexe, suas pernas não mexem e seu nariz fecha. E o pai com a criança, colocando roupinha, fazendo fotinho, mostrando para a família no vidro. Que raiva.

As fotos com o Eli ficaram lindas; já as minhas sou eu deitada na cama naquele estado. Foi um dia muito legal, mas ao mesmo tempo muito difícil.

Não fui para a sala de observação, porque havia outras mães, e poderiam me ver. O sigilo ainda era necessário, então fiquei na sala de cirurgia até me recuperar da anestesia, e a Lua ficou comigo, mamando. Não saiu de perto de mim.

O Eli estava radiante e muito mais seguro que eu. Para ele, era o início de uma nova vida. Para mim, a sensação era a de que eu estava vivendo o início do caos.

Tive um sentimento de amor instantâneo pela Lua. Não era ainda o amor que sinto hoje, claro, mas já senti um turbilhão de emoções. Sei que muitas mães demoram pra sentir, é normal. Também tinha medo de fazer algo errado, porque era tudo novo. Aprender a trocar uma fralda, por exemplo: havíamos aprendido no curso, mas não é igual na vida real. Uma boneca não é um bebê. Ao mesmo tempo, tive um sentimento de reconhecimento, como se visse aquele bebê indefeso saindo de mim, e pensasse *Oi, quem é você?*, tentando decorar o rostinho dela, e com um sentimento de preocupação, porque sabia que, a partir dali, ela seria minha responsabilidade.

Era um sentimento de cuidado, proteção. Naquele momento, mais do que de amor. O amor maior veio mesmo quando me senti segura em tudo o que estava fazendo, e aí foi como se eu "relaxasse" e me sentisse pronta para me entregar e amar aquela menina tão linda. Nunca vou me esquecer da sensação de ver minha filha pela primeira vez, e principalmente da primeira vez que a peguei no colo e a Lua mamou no meu seio. Ela me olhava como se já me conhecesse há muito tempo, e, pelo seu olhar, percebi que ela se sentia protegida ali. Eu nunca me senti tão amada na vida.

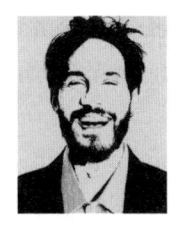

Marcamos a data de nascimento da Lua para o domingo de Páscoa, 9 de abril, sem que ninguém soubesse. Só divulgamos a notícia quatro dias depois, quando saímos do hospital. Até lá, montamos um esquema de filme para que ninguém descobrisse.

No caminho para o hospital, no sábado à noite, fomos somente eu e a Viih, escutando "Hoje", da Ludmilla. Estávamos ansiosos e felizes por esse dia, e o refrão da música diz: "É hoje!"

Quando entramos no quarto com a decoração, as lembrancinhas, nossas fotos, tive a primeira emoção. Foi um momento muito gostoso entre nós dois, porque realmente estávamos muito contentes. Eu sou péssimo para falar coisas bonitas. Mas, quando fomos descansar, me deitei com a Viih na cama e falei para ela o quanto estava feliz com aquele momento. Falei o quanto eu, que nunca quis ser pai, estava animado para me tornar um.

Me declarei para ela. Estávamos muito ansiosos. Não sei se a Viih sentiu medo, acho que não. Ela demonstrava que estava comigo, e fomos dormir, porque no dia seguinte começaria a rotina do parto.

Acordei ansioso: o que eu mais queria era ver a Lua. De manhã, estávamos nos preparando para o deslocamento até o centro cirúrgico quando toda a família entrou no quarto, minutos antes de a Lua chegar. A maternidade tinha preparado um ritual de despedida da barriga. Quando a enfermeira disse "despedida da barriga", mal acreditei. *Para que isso?*, eu pensava. O parto estava marcado para as sete horas, e eles entraram no quarto às 6h55. Achei uma besteira, mas para a Viih foi importante.

A família inteira deu as mãos, fez uma oração e colocou a mão na barriga da Viih. Falaram palavras que até hoje não lembro — meu foco estava todo em descer as escadas e chegar ao centro cirúrgico. Quem conduziu o ritual foi uma doula. A Viih ficou muito emocionada, a mãe dela chorou também. Minha reação era: *Ok, legal, vamos ao que interessa.*

Finalmente, o enfermeiro trouxe a maca e levou a Viih. Desci as escadas e entrei numa sala onde todos os homens — todos os pais e inclusive os médicos — se trocam. Quando entramos no centro cirúrgico, eu já sabia tudo que ia acontecer, todo o protocolo, por causa dos cursos preparatórios.

Acho que "na hora do vamos ver" a Viih ficou nervosa. Nós nos demos as mãos. A doula perguntou que música a gente queria colocar. Tínhamos feito uma playlist com mais de cem músicas, porque achávamos que todo o processo seria demorado. Não tocou nem uma inteira. Ouvimos "Girassol", da Priscilla Alcântara com o Whindersson Nunes.

Quando o médico puxou a Lua, chorei muito. No mesmo instante, a cortina do quarto abriu para que a família, que estava atrás de um vidro transparente, visse a bebê pela primeira vez. Pelo vidro, olhei nos olhos do meu pai. Ele estava no canto chorando também, balançando a cabeça para a frente como se dissesse: "Que orgulho de você, meu filho."

A Lua logo foi para os braços da Viih, e a mim coube a missão de cortar o cordão umbilical. Eu deveria ser muito rápido, mas me atrapalhei para colocar as luvas, tremia muito, de emoção e de nervoso. Acho que demorei quase um minuto para conseguir vestir as luvas e cortar o cordão da Lua. Então, ela foi levada para os braços da Viih, chorando. Caminhei até o lado delas e falei: "Filha, o papai está aqui."

Na hora, ela parou de chorar. Parto não é um processo silencioso, igual na novela. Todas as pessoas falam ao mesmo tempo, a Viih, o médico, as enfermeiras, a doula. Nesse burburinho, sei que a Lua reconheceu a minha voz porque ficou me procurando. Parou de chorar ao me escutar e, ainda de olhos fechados, moveu a cabeça na minha direção. Depois que a Lua mamou, eu a peguei no colo. Então ela colocou o pezinho na parte interna do meu braço. Tiramos uma foto, nosso primeiro registro juntos como pai e filha. Tenho a tatuagem do pé da Lua no mesmo local.

Foi o momento mais inesquecível da minha vida.

••••••••••

"Existe propósito na vida, e hoje eu sei qual é o meu. Deus me colocou no reality para conhecer a Viih e depois ter a Lua e o Ravi."

••••••••••

"Ela me olhava como se já me conhecesse há muito tempo, e, pelo seu olhar, percebi que ela se sentia protegida ali. Eu nunca me senti tão amada na vida."

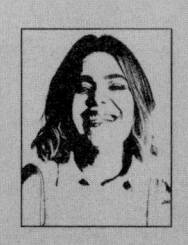

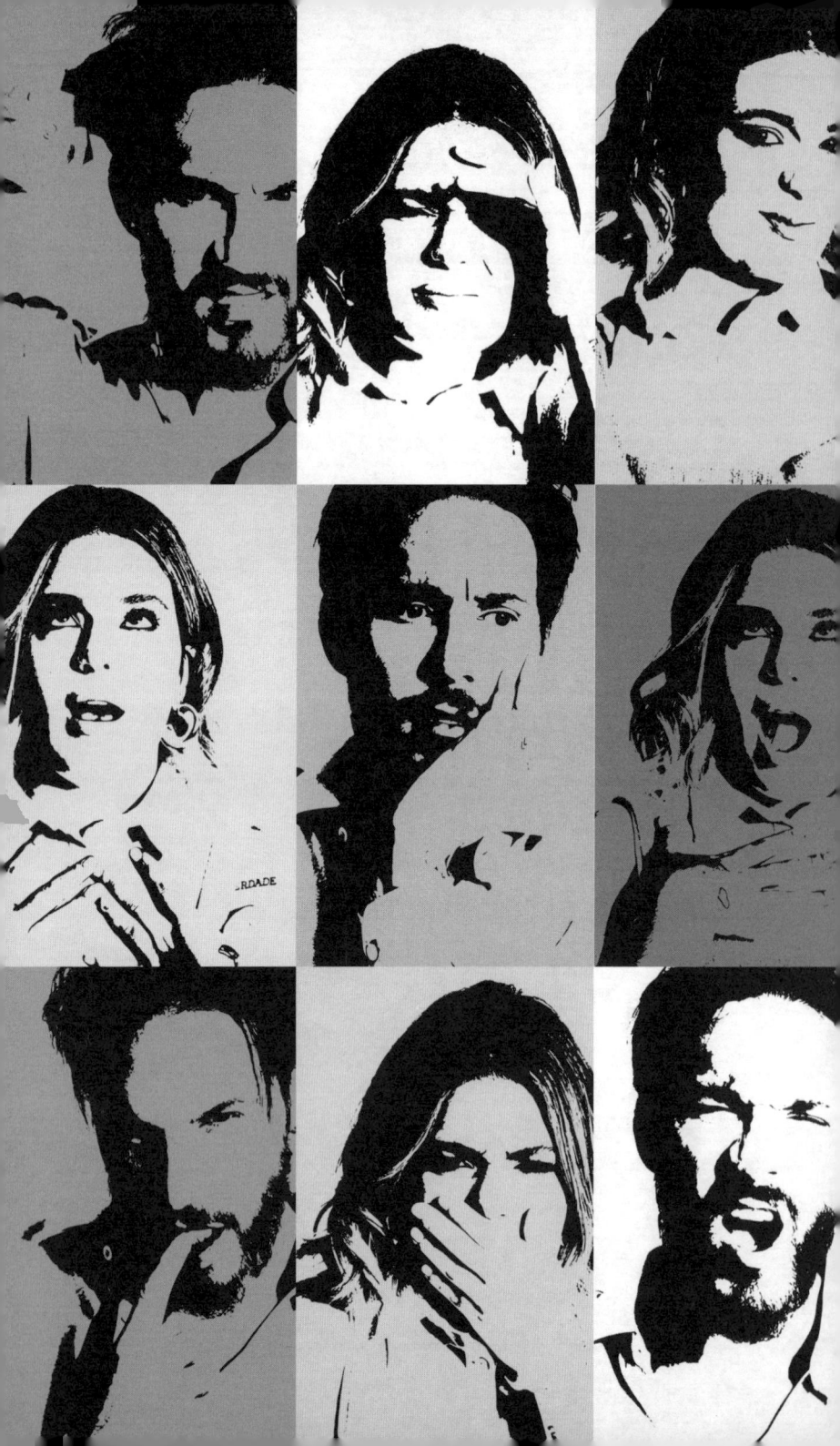

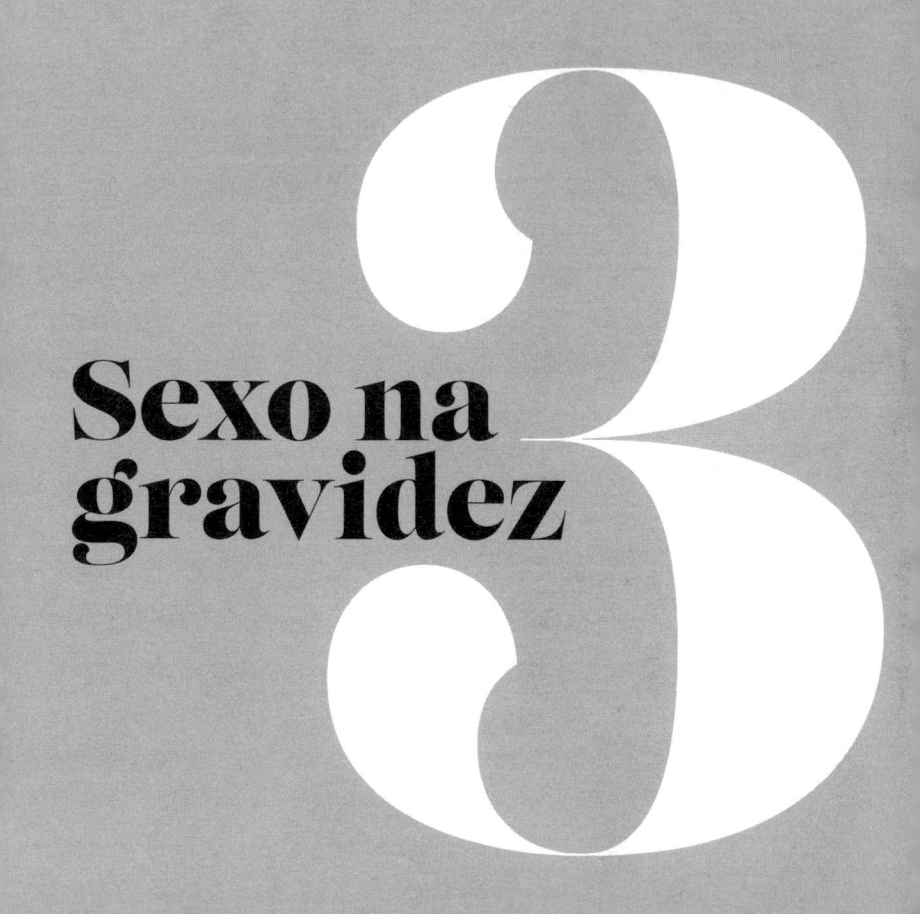

Sexo na gravidez

3

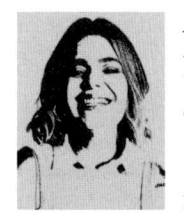

A dor que eu sentia durante o sexo — aquela que me fez ir à ginecologista e, assim, descobrir a gravidez da Lua — ainda persistiu durante as primeiras quatro semanas de gestação. Sentia ardência e ficava incomodada quando tentávamos transar, por isso não foi muito fácil manter nossa rotina sexual. Só estou falando sobre isso porque ninguém fala, e as mulheres acabam se sentindo sozinhas e confusas. Quando falei sobre sexo na gravidez nas redes sociais muita gente me julgou e achou que era algo íntimo demais, enquanto outras mães agradeceram.

> *Nunca vamos agradar todo mundo, mas prefiro pensar que estou ajudando a contribuir para quebrar um tabu.*

Antes da gestação, eu e o Eli costumávamos transar como dois coelhos, praticamente todos os dias. Então, entender como seria nossa vida sexual dali para a frente exigiu de nós dois um pouco mais de cuidado. Eu ficava com medo de ter relações sexuais e piorar a minha infecção.

Primeiro, tive que tratá-la. E não podia tomar qualquer antibiótico. A médica explicou que, por conta da gravidez, eu não poderia tomar o remédio que ela costumava receitar. Tivemos que optar por outro, cujo tratamento demorava mais. Foi chatinho não poder transar, porque minha libido ainda estava normal nesse período.

Na mesma fase, tive muito sono (que depois voltou no puerpério!), o que me deixava sem energia para iniciar qualquer relação sexual. Quando o período da sonolência descontrolada passou, voltamos a transar. Eu sentia prazer normalmente, conseguia chegar ao orgasmo. Mas já não transávamos com a mesma frequência. Se antes rolava todos os dias, passamos a fazer sexo dia sim, dia não. Até acho bastante, considerando que eu estava no início da gravidez. Geralmente, nós, mães, estamos lidando com muitas mudanças nesses primeiros dias, e o sexo é a última coisa com a qual queremos nos preocupar, honestamente.

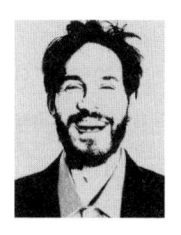

Quando a Viih descobriu que estava grávida, sua libido aumentou muito. Como homem, eu estava no céu. Ela queria transar todos os dias. *Nossa, então sexo na gravidez é assim, todos os dias?*, pensava, maravilhado. Achei que nada mudaria na nossa rotina sexual. Afinal, antes de descobrirmos a gestação, nossa frequência sexual já era muito boa. Ainda estávamos nos conhecendo enquanto casal, o que costuma ser uma fase gostosa. Sabe aquele fogo, quando as pessoas acabaram de se apaixonar? A gente mal se encostava e já começava a transar. No início da gravidez, o tesão se intensificou. *Caraca, ela está querendo muito mesmo*, era só o que passava pela minha cabeça. Achei ótimo.

Essa fase, no entanto, não duraria muito. Hoje, vejo que três pontos contribuíram para a diminuição da libido da Viih ao longo da gravidez. O primeiro foi a candidíase.

Por que ninguém fala sobre isso?

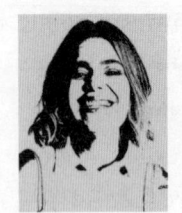

Depois do primeiro mês de gestação, com a infecção vaginal tratada e o sono ficando mais regulado, não sentia mais dor. Transamos algumas vezes normalmente. Só que aí começou a candidíase. Que inferno! Tive candidíase durante boa parte da gravidez. E, por mais que tratasse, ela voltava. Sabia que era muito comum, porque a acidez vaginal aumenta na gestação, o que torna o ambiente íntimo da mulher mais propício para que os fungos se desenvolvam.

Então, nos dias em que estava com a candidíase atacada, transar era simplesmente impossível. Eu sentia meu corpo todo mais ácido. Como se, além da minha vagina, a saliva também estivesse mais ácida. Sentia isso por dentro, não sei explicar. O sexo se tornou cada vez mais raro, e o Eli super respeitou esse processo. Nunca brigou comigo nem falou qualquer grosseria para reclamar que não estava transando.

Ele me apoiava em tudo e esperava que eu falasse se queria ou não fazer sexo. Perguntava como eu estava me sentindo. Se dissesse que estava com sono, náusea ou apenas me sentindo mal, ele dizia: "Então não vamos." Nunca ouvi da boca do Eli, por exemplo, aquela frase clássica: "Gravidez não é doença." Ele nunca teve esse lado que, a meu ver, muitos homens têm. Dizia: "Tudo bem amor, dorme, descansa."

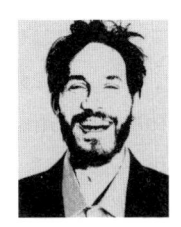

Durante a gravidez inteira a Viih lidou com a candidíase. Ela começou a sentir os sintomas, corrimento e coceira, desde as primeiras semanas. Levava pelo menos quinze dias para curar. Por causa disso, nossa frequência sexual começou a diminuir.

Havia também uma diferença no tratamento médico de cada um. Quando eu contraía candidíase, bastava tomar um comprimido com ação muito rápida, em três ou quatro dias eu estava curado. Só que ele não é indicado para gestantes. A Viih só podia usar pomadas, que exigiam pelo menos uma semana de tratamento. Se não melhorava, ela passava mais três dias fazendo as aplicações na região íntima.

Em todo caso, já não transávamos com a mesma frequência. Nem perto.

Por causa disso, sofri outro ataque de *haters* na internet. Quando estava com cinco meses de gestação, a Viih abriu uma caixinha de perguntas no Instagram sobre maternidade, como fazia desde o início. Em uma das respostas, contou que estava com candidíase e que, por isso, não transávamos mais. O assunto viralizou na internet. O público masculino reagiu com ódio. Fui chamado de frouxo, de fraco, porque não estava fazendo sexo com regularidade. A sociedade ainda é machista, infelizmente.

No imaginário das pessoas que me atacaram, homem só é homem se estiver transando com alguém. Durante séculos, a narrativa criada para nós é de que o homem tem que ser o macho, viril, ele é o caçador. A cultura reforça esse pensamento ultrapassado. Não faz muito tempo, passava na televisão o remake da novela *Gabriela*, na qual o Coronel Jesuíno, interpretado pelo ator José Wilker, era conhecido pelo bordão "Deite que vou lhe usar", quando queria ter relações sexuais com a mulher. Assim como esse personagem, muitos homens só se sentem validados quando limitam a mulher a um objeto sexual.

> *Eu não estava incomodado, então por que os outros se preocupavam tanto se eu transava ou não?*

O mais importante naquele momento era a saúde da Lua e da Viih, tanto física quanto emocional. Eu estava focado nisso. Ficar sem transar não faz de ninguém menos homem.

De ladinho

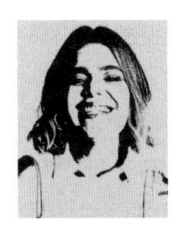

Não me incomodei de transar quando a barriga ficou grandona. Conseguia, na minha cabeça, entender que o bebê estava ali, mas era o nosso momento de amor. Não tinha um sentimento do tipo *Ai, tem um bebê aqui no meio*. Emocionalmente, eu conseguia separar as coisas. Pensava: *A bebê está aqui, mas esse é um momento de troca de carinho*. E sabia, racionalmente, que ela não sentia nada. A medicina já deixou claro que o sexo na gravidez não incomoda a criança. Mas, fisicamente, eu não conseguia fazer todas as posições. Era de ladinho, e só. No máximo, alguma preliminar. Até pelo meu conforto.

Tivemos que nos adaptar. A barriga grande afetou a parte prática do sexo, porque há posições que são impossíveis para uma gestante fazer. Por exemplo, ficar por cima do parceiro é inviável. Se eu já tinha dor nas costas só de me abaixar, imagina assim.

Quando a barriga ficou enorme, entre o segundo e o terceiro trimestre de gravidez, comecei a me incomodar também com o Eli por cima de mim. Instintivamente, a sensação era de que ele estava me sufocando. *Ele deve estar esmagando a Lua*, vinha à minha mente, e, involuntariamente, eu o empurrava para que saísse dali.

Até o final da gestação, eliminamos todas as posições que não eram confortáveis. Isso não nos incomodou, porque entendemos que o sexo deve ser um momento bom entre os parceiros, então não precisávamos de posições mirabolantes para sentirmos prazer.

Os orgasmos também mudaram. Eu continuava chegando lá, mas demorava mais do que antes da gestação. Desconfio que isso aconteceu por alguma insegurança que eu sentia com meu corpo, ainda que inconsciente. Nas relações, o Eli tinha o cuidado de esperar que eu atingisse o orgasmo primeiro. Ele também notou a diferença de tempo, e chegamos a falar sobre isso, mas sem crise. Era só mais uma das transformações temporárias que observávamos.

Não deveria ser assim, mas transar grávida — e abordar o tema abertamente — ainda é um tabu.

Pelos relatos dos nossos seguidores, principalmente de outras gestantes, sei que as mulheres costumam ter vários medos quando percebem que não estão com tanta vontade de transar. *Ele vai me largar por outra* ou *Vai procurar mulher na rua* são pensamentos comuns. Também acontece o oposto: o homem não quer transar porque acha que vai ser desconfortável para a parceira ou perigoso para o bebê. Surgem, então, novas paranoias na cabeça das mulheres: *Por que ele não quer? Será que estou feia, meu corpo não o atrai mais?*

○ ○ ○ ○ ○ ○ ○ ○ ○ ○

As pessoas têm tanto receio e vergonha de falar sobre sexo na gravidez que decidimos fazer exatamente o contrário. Eu e o

> *Eli optamos por tratar do assunto com a maior leveza e naturalidade possível — entre nós dois e com o público também.*

Sexo na gestação é saudável, não há nada que proíba a mulher de transar, a não ser que o médico contraindique por alguma causa específica. No meu caso, não tive problemas de saúde que me impedissem de fazer sexo com o Eli.

A postura dele, tranquila e confiante, fez com que, durante as relações sexuais, eu continuasse a me sentir segura. Todos os dias ele elogiava meu corpo, meu rosto. Quando eu vestia uma roupa que marcava a barriga, dizia: "Nossa, como você está linda, que barriga linda, você é linda." Repetia essas palavras, reforçando que estava ao meu lado e feliz com isso. Nunca demonstrou perda de interesse ou falta de química.

Quando eu não queria, dizia claramente: "Não estou com vontade." Poderia estar cansada, com sono, com a candidíase ou até, eventualmente, apenas indisposta. O motivo não importa. Eu não sentia a necessidade de ter que agradá-lo, ou de transar por medo de perdê-lo. Nunca, em nenhum momento da gestação da Lua, transei por obrigação. Sempre que transávamos era porque eu queria, porque me fazia bem, e nesses momentos sentia que nossa conexão como casal aumentava cada vez mais.

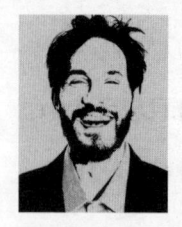

O segundo ponto que fez a libido da Viih diminuir foram as mudanças no corpo, que também se tornaram uma barreira para o sexo acontecer normalmente. Ela se incomodou com a auréola do seio, que costuma aumentar durante a gestação. Falava que o peito parecia uma calabresa. Eu evitava tirar a blusa ou o sutiã dela, porque sabia que ela se sentia desconfortável com a aparência dos seios, embora para mim estivessem lindos, como sempre.

E o terceiro ponto foi quando a barriga cresceu. Eu tinha medo de machucar a bebê. Quando a barriga ficou enorme, a Viih ficou aflita. Não gostava que eu ficasse por cima. Racionalmente, ela sabia que não aconteceria nada com a Lua, mas não queria que eu encostasse na barriga de jeito nenhum. Parecia haver um instinto, uma intuição que não a deixava confortável. Ela se sentia sufocada, entrava em pânico. Quando transávamos, era sempre de ladinho. Além disso, o lubrificante passou a fazer parte da nossa rotina sexual. O ressecamento da vagina é natural durante a gestação. É fundamental para o conforto da mulher e para não a machucar. Eu mantinha sempre o lubrificante na mesa ao lado da cama. Se a Viih demonstrasse que estava com vontade de transar, ele estava à mão.

Ficamos de cinco a seis meses sem transar durante a gravidez. Honestamente, depois de algum tempo eu não sentia mais falta de sexo. Tinha uma ideia fixa na cabeça de que eu precisava começar a ser pai ainda na gestação da Viih. Por isso, eu já estava completamente envolvido com a gravidez, e minha libido baixou. Meu médico acredita que, por causa desse envolvimento profundo, e pela falta de estímulo sexual, já que não transávamos mais, meu corpo "entendeu" que não precisaria produzir mais tanta testosterona.

> *Para mim, é importante abordar o tema de forma transparente, do ponto de vista de um homem, para quebrar esse tabu.*

A falta de diálogo entre os casais cria uma atmosfera de medo para a mulher, e ela pode acabar não expondo que não quer. Algumas mulheres transam sem vontade, só para ter a sensação de que cumpriram o compromisso de satisfazer o companheiro.

Não há problema nenhum em não querer fazer sexo durante a gravidez. A libido da gestante vai oscilar. Muitos homens, por falta de vontade e compreensão, não conseguem acolher a parceira. Não assimilam as mudanças pelas quais o corpo dela está passando, porque não querem se envolver com a maternidade antes que o bebê nasça. Meu pensamento nunca foi esse. A paternidade começa na gestação, justamente nesses momentos em que a mãe precisa de apoio e de segurança para expor seus sentimentos. Os homens deveriam buscar informações sobre o assunto, sem receios, e trabalhar a sensibilidade. É preciso entender as transformações hormonais da parceira e esperar pelo tempo dela.

A Viih não é de se abrir. E hoje, percebo que ela sentia muito medo de falar sobre sexo comigo. Por conta disso, tivemos poucas conversas sobre o assunto. Mas ela tomou a iniciativa de abrir o jogo já no fim da gravidez, logo depois do episódio em que sofri *hate* na internet por não estar transando. Lembro disso porque ela estava com um barrigão e usando um cinto apropriado para gestantes. Estávamos no carro. Ela revelou que estava insegura, que pensava: *Meu Deus, eu preciso transar com ele. Acabamos de começar nossa relação. Ele adorava viajar e transar, e agora não pode fazer nada disso.*

Ela começou a colocar, em alguns pontos, como realmente se sentia. Tinha medo de que eu a traísse, de que não quisesse mais estar com ela porque não rolava sexo na mesma frequência. Na cabeça dela, nosso relacionamento ainda era muito frágil para passar por um momento assim, desafiador. Contou que às vezes pensava: *Nossa, já faz vinte dias que não fazemos sexo, talvez seja bom a gente transar.* Deve ter sido difícil para a Viih falar sobre isso, com essa sinceridade. Na verdade, nem imaginava que ela se sentisse assim, porque às vezes até acontecia um sexo aqui e ali. Respondi: "Tá de boa, sabe? Temos a vida inteira para transar."

"Sexo na gestação é saudável, não há nada que proíba a mulher de transar, a não ser que o médico contraindique por alguma causa específica. No meu caso, não tive problemas de saúde que me impedissem de fazer sexo com o Eli."

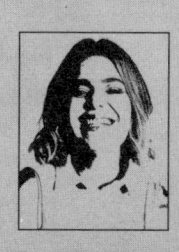

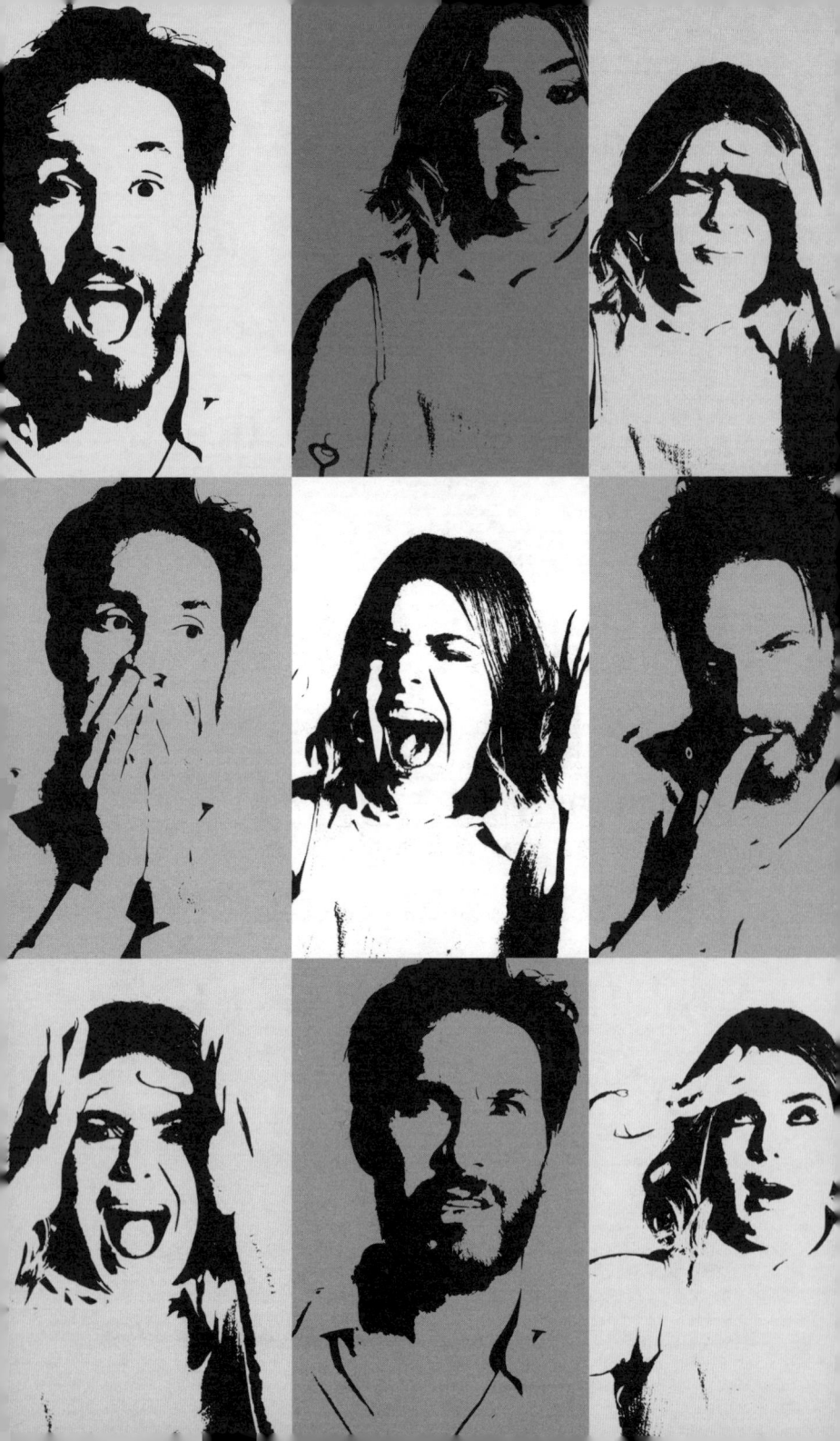

Puerpério: ser mãe é esse caos?

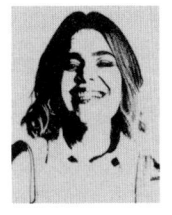

Eu sabia que, durante o puerpério, meu estado emocional ficaria extremamente abalado. Mas não imaginava como seria difícil passar por esse período. Uma coisa é ler livros sobre puerpério, outra é vivenciá-lo. Junto com as mudanças corporais, hormonais e o cansaço físico extremo, minha vida também virou de cabeça para baixo. Passei a ter um marido (demorei a conseguir falar essa palavra, vocês acreditam? Mesmo casada no papel). Passei a ter uma filha. Uma nova família. Não era mais a mulher independente que fazia só o que desejava. Uma bebezinha dependia de mim. Essas transformações fizeram com que eu passasse por uma profunda crise de identidade. Não me reconhecia no espelho, não gostava das roupas que usava antes. Mudei a cor do cabelo duas vezes.

No fundo, eram tentativas de encontrar explicações para uma busca pessoal: *Quem era a nova Viih?*

A resposta demorou a chegar. Cada maternidade é única, assim como cada puerpério.

Além de amor, meu primeiro sentimento em relação à Lua, assim que ela nasceu, foi de zelo. Mas esse cuidado materno, natural, se transformou em uma superproteção exagerada nas semanas seguintes ao parto. Eu tinha preocupação em excesso e medo de tudo. De segurar a bebê errado, de deixá-la cair. Tinha medo de que ela parasse de respirar enquanto dormia. Eu e o Eli havíamos lido sobre a síndrome da morte súbita do lactente, quando o bebê morre sem causa aparente. Em geral, acontece durante o sono da noite. Eu estava apavorada.

Também havia aprendido nos cursos que o bebê não pode se deitar de lado ao dormir (o que é o oposto do que as gerações mais velhas faziam). Então, cuidava para que ela dormisse sempre retinha, de barriga para cima. Minha cabeça não pensava em outra coisa, estava bitolada: tudo que havia aprendido, tinha que colocar em prática. E não queria ninguém por perto, só a minha mãe, que ficou com a gente em casa nos primeiros vinte dias e me ajudou bastante. Sua presença era a única que me confortava, e mesmo assim não consegui transmitir a ela todo o turbilhão de sensações que estava sentindo. Ela percebeu, afinal é mãe também, mas não acho que tenha captado totalmente meu estado. Ela só podia me aconselhar e me ajudar, não teria como viver o puerpério por mim. Então o que fazia para tentar me acalmar era ficar por perto. Lembro que eu dormia amamentando, e ela segurava a Lua, para que a bebê não caísse do meu colo e eu caísse junto. Às vezes, durante a amamentação, eu chorava de dor, e minha mãe chorava junto.

Um dia, eu estava dando banho na Lua quando ela engoliu um pouquinho de água. Na hora, comecei a chorar desesperadamente. Achei que tinha matado minha filha. Fui até o Eli, ainda chorando e me sentindo muito culpada. Ele me escutava, mas, enquanto me via falando, dava para ver no rosto dele o que estava pensando: *Meu Deus, a Viih está louca*. Muito calmo, respondeu: "Está tudo bem. É só o primeiro caldo da vida dela. Haverá muitos outros." Para mim, no entanto, a sensação era outra.

Eu me lembro de pensar: *Eu sou uma péssima mãe*.

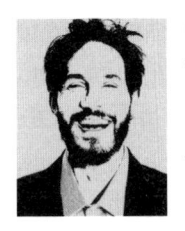

Quem deu o primeiro banho da Lua foi a Viih, no primeiro dia em casa, depois que havíamos retornado da maternidade. Eu estava na sala, tranquilo, e de repente a Viih aparece, dizendo que tinha dado um caldo na Lua sem querer. A bebê havia engolido um pouquinho de água. Caí na risada. Sim. Porque a Lua estava bem, o incidente não tinha sido grave. Na minha percepção, não era nada de mais, mas a Viih não achou nem um pouco engraçado. Fui atrás dela, porque pensei que ela riria da situação também. Falei, com bom humor: "Eita, nossa filha tomou um caldo. Vai ser o primeiro de muitos na vida." Quando olhei para a Viih, ela estava com cara de enterro. Percebi que não era hora de brincar.

A Vitória chorou por dez dias consecutivos depois desse episódio e demorou muito tempo para voltar a dar banho na Lua. Ela se culpava porque, na cabeça dela, não poderia errar. E foi um acidente normal, corriqueiro, do dia a dia. Qualquer mãe de primeira viagem pode acabar passando por isso em algum momento.

Eu também já me senti culpado. Quando a Lua era bem pequena, nos primeiros dois meses, só parava de chorar se eu a balançasse. Ela mamava e depois vinha para o meu colo, assim a Viih podia descansar um pouco. Só que a Lua não parava de chorar sozinha, então eu a tirava do quarto para que a Viih dormisse com tranquilidade. Segurava a Lua nos braços e fazia movimentos para cima e para baixo, balançando com força. Só assim ela se acalmava. Depois de dois meses fazendo isso, descobri que essa movimentação poderia causar problemas no cérebro dela, que ainda estava em formação. Na hora, senti uma culpa gigantesca. "Meu Deus, se a Lua tiver algum problema na região da cabeça vai ser culpa minha", falei. Graças a Deus, nada ocorreu depois disso, mas lido com esse remorso até hoje.

A superproteção da Viih em relação à Lua também foi um desafio pelo qual passamos nos primeiros meses, porque ela não deixava que eu fizesse meu papel de pai. "Me deixa ser pai", eu dizia. Queria dar banho, trocar fralda, mas a Viih insistia em ficar atrás de mim, analisando tudo o que eu fazia. Estava extremamente protetora, com o instinto materno muito aflorado. Fazia questão de estar presente em todos os momentos e não me deixava sozinho com a Lua.

Eu entendia, apesar de às vezes sentir raiva, admito. Mas não falava nada, me segurava. Teve um dia que quis tomar banho de chuveiro com a Lua, porque havia lido que, para criar uma conexão, era importante o toque entre a pele do bebê e a pele do pai. A conexão pele com pele com a mãe já acontece na amamentação. Mas a Viih disse que queria assistir. Eu aceitei. Fomos para o banheiro, coloquei um short. Então, ela pediu para eu colocar uma blusa. Não entendi. Falei que não, já que o objetivo era justamente que a Lua sentisse a minha pele. A Viih respondeu: "Você vai deixar ela cair." Respondi que não, que eu era o pai. Ela poderia ficar tranquila, eu sabia segurar a Lua. Não teve jeito. A Viih insistiu: "Amor, coloca a camiseta, estou muito insegura." Respirei fundo e vesti a blusa. Fui entendendo que aquilo tinha mais a ver com o instinto de proteção dela, irracional, do que com uma falta de confiança em mim como pai.

A mãe da Viih ficou conosco em casa durante o primeiro mês, porque entendi que a única pessoa que poderia realmente nos ajudar naquele momento era ela. Ninguém seria capaz de fazer o mesmo papel, porque a Viih só confiava na mãe durante o puerpério. Lembro que trouxe minha avó para o apartamento no Dia das Mães, pouco depois de a Lua nascer, e ela ficou em casa para o primeiro mesversário. Para ser sincero, não foi uma boa experiência. Percebi que a Viih estava incomodada porque havia outra pessoa na casa. Minha avó é um amor, quase não falava e não se intrometia, e as duas se dão muito bem. Mas a presença dela deixava a Viih desconfortável. O momento pelo qual ela estava passando era extremamente íntimo e delicado.

No primeiro mês, a Lua chorava muito de fome (ainda não sabíamos disso), e era difícil acalmá-la. Ela chorava até se engasgar. Isso machucava a gente, porque é difícil ver nossos filhos chorarem. A Viih estava exausta, não sabia mais o que fazer, e eu, já desesperado, apelava para tudo, até oração: *Deus, por favor, faz a Lua parar de chorar.*

Um dia, estávamos nós três no quarto, no meio daquele caos. Eu estava deitado na cama, e a Viih no cantinho do closet, tentando fazê-la dormir, quando minha avó entrou no cômodo e se aproximou da Viih, oferecendo algum alimento, pois queria ajudá-la. A Viih simplesmente ignorou a minha avó. Não tinha forças ou estrutura para lidar com mais nada a não ser a Lua. Ela nem sequer virou as costas para minha avó, só não respondeu. Minha avó ficou sem graça, mas ali entendi que, realmente, não era hora de ter ninguém por perto. A Viviane era a única pessoa que a Viih deixava chegar realmente perto.

> Hoje em dia, eu sugiro para mulheres grávidas e para os homens também: "Não erra, pede ajuda da mãe. Porque a mulher, nesse momento, só vai escutar a própria mãe, ninguém mais."

A *rotina de sono da Lua*

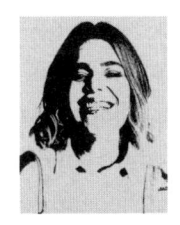

A rotina de sono foi algo que segui à risca desde o dia em que pisei em casa com a Lua. Na verdade, comecei a estabelecer os horários dela ainda na maternidade. Recém-nascida, a Lua já tomava banho, pontualmente, às sete da noite. Não importava o que havia acontecido no meu dia ou no dela, esse horário era sempre respeitado. No início, o Eli odiava meus protocolos. Ele era uma pessoa que não tinha rotina nem no cotidiano dele, imagina com um bebê? Dizia que eu era maluca.

Certa vez, um amigo dele do Rio estava em São Paulo e queria ver a nossa filha. "Ele vai sair do trabalho às cinco da tarde, depois vem aqui", o Eli falou. Não deixei. "Ele pode ver você, mas a Lua ele não vai ver", respondi. Dica de amiga: não vá à casa de amigos que têm um recém-nascido no fim do dia. Honestamente, acho que receber visitas com um bebê ainda tão indefeso não é bom, mas, se te convidarem, pelo menos vá no período da manhã ou da tarde. Naquela situação, à noite, ficaria muito próximo do horário de iniciar a rotina do sono, e a Lua poderia se agitar. Essa regra valia para qualquer pessoa, até mesmo familiares. O Eli ficou um pouco assustado. Eu era muito chata e extremamente rigorosa com isso. Não queria ninguém se intrometendo na nossa rotina. Mas tinha meus motivos, sabia que estava fazendo o certo. Ele não reclamou, me deixou fazer como eu decidi, mas considerava um pouco exagerado. Hoje, o Eli me agradece: "Que bom que você insistiu nisso, amor", ele fala. Mas eu também percebo que estou um pouco mais *normal*, "voltei pra casinha". Vejo que exagerei e que estava um pouco maluca, sim. Tudo bem ter uma rotina, mas não precisa ser seguida tão à risca. Um dia ou outro na semana, pode ser que o bebê saia da rotina mesmo, e nessas horas é preciso haver um equilíbrio, senão a mãe se cobra demais, vive numa ansiedade de seguir aquilo e fica com a sensação de que há algo errado.

Com o Ravi, vou ser bem mais leve comigo mesma.

* * *

Quando o bebê é muito pequeno, penso que o ideal é iniciar a rotina de sono às sete da noite, como fizemos com a Lua. Nós deixávamos as luzes da casa mais baixas. Desligávamos a televisão e ficávamos em silêncio. Em seguida, no cantinho do quarto, dávamos banho. Aprendi também no curso que o ideal, nesse momento, é ligar uma luz vermelha, caso a mãe precise de um pouco de iluminação (para enxergar dentro do cômodo, por exemplo). Não é recomendado ligar a luz branca ou outra mais forte, porque pode despertar o bebê. Em seguida, depois do banho, vinha a "mamada fatal". Chamamos assim porque, depois de mamar, calma e descansada, a Lua dormia.

Também usávamos o ruído branco, que serve para bloquear outros sons com variações de intensidade. Foi uma salvação. Cachorro latiu? O bebê não acorda. Alguém chegou em casa? O bebê não acorda. Janela ficou aberta e há barulho de trânsito? O bebê simplesmente não acorda. Porque ele está no quarto com o ruído, protegido por aquele som, que imita os sons que a criança estava acostumada a ouvir no útero. Para mim, ruído branco é uma das melhores invenções que existem, um verdadeiro aliado das mamães exaustas, como eu fiquei.

Por ter sido acostumada desde pequena com a rotina de sono, hoje a Lua já "pede" para dormir por volta das sete da noite. Ligamos o chuveiro, e ela já sabe que está na hora, vai caminhando sozinha para o quartinho. Aliás, ela nem consegue passar desse horário, mesmo já tendo mais de um ano de idade. Então, acho que a rotina de sono, no fundo, é um investimento.

É superimportante que as mães pesquisem e saibam que vale muito a pena segui-la e, mais do que isso, é fundamental que os pais leiam sobre o tema, porque os homens, em geral, não têm esse discernimento do quão importante é a rotina.

Nós mantemos a rotina de sono da Lua ainda hoje, e sou muito apegada aos horários, independentemente de quem vai colocá-la para dormir. Tenho inúmeros privilégios, uma rede de apoio enorme. Então, por exemplo, se eu não estiver em casa no horário, por conta de algum compromisso de trabalho ou alguma outra questão, o Eli pode fazer a rotina de sono. Se o Eli não está, a babá faz. Porque a Lua não tem culpa da nossa agenda lotada. Então sempre tem alguém responsável por isso, assim a gente respeita o horário dela. Se estou em casa, faço eu, mesmo cansada. Mãe não tem muito tempo para ter preguiça, né?

Claro que é importante que nós, mamães, cuidemos de nós mesmas. Acho que eu recomendaria um equilíbrio. Não dá também para querer fazer tudo. Se a sua rotina não comporta livre demanda de amamentação, por exemplo, não faça. Se, quando o bebê está dormindo, você não dorme e prefere limpar a casa inteira, você não está cuidando de si mesma. O bebê sente quando a mãe não está bem. Eu diria para as mães não se cobrarem tanto. E, para todo mundo, eu diria que temos que ter mais respeito com as outras mães. Cada uma escolhe educar a criança de um jeito, da forma que cabe na rotina e nas possibilidades dela. Vejo muitas mães julgando umas às outras. A verdade é que todas nós estamos tentando ser o melhor que podemos, dentro das nossas possibilidades.

Já o Eli ficava com o turno da madrugada, que era basicamente depois que eu dava de mamar. Ele ficava com a Lua para que ela arrotasse e a ninava para voltar a dormir. Revezávamos as trocas de fralda da madrugada. Mas o Eli não dormia. Entendia o turno da madrugada como uma missão. Ele me passava a sensação de que estava sempre pensando: *Preciso ficar acordado o tempo todo.*

Eu achava que não precisava disso, porque ele acabava ficando cansado, e a Lua estava dormindo, plena. Hoje entendo que, na verdade, era quase uma aceleração natural. Ele não conseguia desligar, mesmo eu falando para dormir comigo.

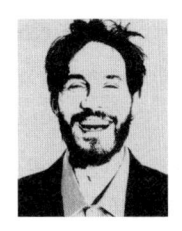

Não sei explicar o motivo, mas eu realmente não sentia sono durante os primeiros meses de vida da Lua. Claro, pelo cansaço, tinha medo de em algum momento pegar no sono sem querer. Mas dificilmente dormia. Quando ela nasceu, eu estava tão eufórico e imerso na sensação maravilhosa de ser pai que, mesmo cansado, não conseguia desligar ao deitar para dormir.

Então, eu e a Viih fizemos um combinado: os cuidados da madrugada ficavam sob minha responsabilidade. As mamadas aconteciam de três em três horas, inclusive durante a noite. Colocava o despertador e, em seguida, acordava a Viih, que pegava a Lua para mamar. Se ela já estivesse no quartinho dormindo, nosso acordo era não acordar a Lua, que mamava dormindo, o que é comum a vários bebês. Combinamos que não podíamos ligar a luz. Não queríamos despertá-la. Ficávamos os três no escuro. Não conseguíamos ver direito se ela estava sugando mesmo, porque a Lua usava relactador, um potinho acoplado ao seio da mãe que oferece leite complementar, e o tubo do relactador era muito fininho. Então o jeito era fazer sinais. Eu, agachado, fazia, com os dedos, gestos de positivo, negativo, dúvida, querendo dizer algo como: "Acho que está saindo... agora não está." Passamos algumas boas noites fazendo mímica, no silêncio total do quarto. É engraçado lembrar. Nossa rotina era basicamente essa: a Viih ficava com ela de dia, e eu à noite (exceto nos momentos de amamentação, que exigiam, claro, a presença da Viih).

A rotina de sono da Lua era uma regra definitiva lá em casa. No começo, eu não entendia. Ficava bravo com a Viih porque ela era muito rigorosa com os horários. Eu argumentava: "A Lua é um bebê, não sabe nem o próprio nome. Por que não pode ser 19h10, 19h20, 19h33?" Mas a Viih fazia questão de ser pontual. Às sete em ponto, tínhamos que parar o que estivéssemos fazendo. O banho da Lua tinha que estar pronto. Além disso, havia outra regra: antes de a Lua tomar banho, a Viih já tomava o dela. Se até as seis da tarde eu não tomasse o meu, não podia tomar mais. Como a Lua dormia no nosso quarto e o banheiro era suíte, a luz ou o barulho da água poderiam acordá-la. Ainda que a Lua tivesse o próprio quarto, só a levamos para lá aos cinco meses, depois que ela já estava habituada à babá.

> *Por causa daquele episódio do caldo, a Viih ficou uns três ou quatro meses com receio de voltar a dar banho na Lua, então era eu quem costumava executar essa tarefa.*

Mas ela ficava ao meu lado, igual a um cão de guarda, assistindo a tudo. Preparávamos o ambiente. Desligávamos todas as luzes e aparelhos eletrônicos. A casa ficava em silêncio total. Em seguida, ligávamos o ruído branco em um aplicativo no smartphone. A luz do celular era a única que clareava o ambiente. Colocamos uma cadeira de amamentação e o berço dentro do nosso quarto. A Lua tomava banho, trocávamos a fralda e dávamos a chamada "mamada fatal". Ela mamava 180 ml de leite com fórmula de uma vez só. Geralmente, a Viih jantava logo depois disso. Eu preparava a refeição, um misto-quente ou algo leve. Nessa época a Viih queria comer as mesmas coisas sempre, para seguir forte e ter energia para manter o rigor daquela rotina. Lembro que preparava um sanduíche com pão integral, queijo branco, tomate, orégano e um pouquinho de pimenta e azeite trufado.

Eu ficava esperando a Lua terminar de mamar bem em frente à Viih, e então entregava o sanduíche. Depois, pegava a Lua e a fazia arrotar, terminava de ninar e a colocava no berço. A partir daquele momento, começava o meu turno. A Viih dormia, e eu passava a madrugada inteira acordado. No começo, eu tinha medo de pegar no sono por causa do cansaço, que só vinha fora da hora de dormir mesmo, então ligava a televisão da sala, mas no mudo. Morávamos num apartamento em que, da sala para o quarto, havia um corredor único. Deixava a porta do quarto entreaberta, com os cachorros para fora, porque tinha medo de que eles latissem. Colocava o alarme do celular para despertar a cada dez minutos. Ficava na sala, com a claridade do televisor, e indo de tempos em tempos no quarto para ver a Lua. Verificava se ela havia acordado, se tinha virado para alguma posição perigosa. Ficávamos com muito medo de que ela parasse de respirar do nada. Tudo nos preocupava nos primeiros dias.

Em uma dessas madrugadas, quase infartei de susto. Entrei no quarto e percebi que o paninho com o qual a Lua dormia havia caído sobre o rosto dela. Quase morri. *Meu Deus do céu, saí por só dez minutos*, pensei. A partir daquele dia, durante todas as noites até ela completar uns quatro meses, eu ficava sentado ao lado do berço em um banco do quarto, olhando a Lua dormir até sete ou oito da manhã, quando nossa cozinheira chegava.

A Lua acordava, e, então, eu a colocava no carrinho para esperar a Viih acordar. Depois, me deitava para dormir entre oito e dez da manhã. Às dez, acordava de novo porque nossa funcionária limpava o quarto. E precisava mesmo, porque, como todas as trocas de fralda eram feitas no escuro, o cômodo ficava uma bagunça. A essa altura, a Lua já havia mamado. Eu a pegava, colocava para arrotar e assim seguíamos nossa rotina. O dia era mais tranquilo do que a noite, porque a Viih estava mais desperta. Quando começava a escurecer, ela não tinha mais forças para fazer nada.

Céu e inferno

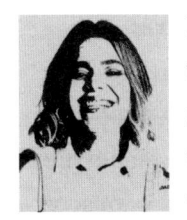

Hoje, quando falo sobre o puerpério, costumo brincar que o Eli estava no céu, e eu, no inferno. Foi uma das fases mais angustiantes na minha vida. Primeiro, eu sentia um sono horroroso, sobre o qual não tinha nenhum controle. Foi o que mais detestei na gravidez e no puerpério. Tem gente que considera a amamentação o maior desafio (sim, para mim também foi difícil); outras mães costumam se lembrar do parto como um momento árduo. O sono foi a pior coisa, porque eu já era dorminhoca antes de ser mãe. Imagina uma pessoa que já gosta de dormir com sono em excesso? Eu me sentia doente. Não tinha vida e só queria dormir. A exaustão era incomparável, em nenhum momento da minha vida estive tão acabada. Queria dormir e não podia, porque precisava atender a bebê. Meus olhos estavam pesados. Não conseguia raciocinar direito.

Além do cansaço físico, o impacto emocional das mudanças que eu enfrentava me deixava ainda mais confusa, triste, sem vontade de sair da cama. Só me levantava por causa da Lua. Hoje, escrevendo todos os meus sentimentos, fico na dúvida se não tive uma depressão pós-parto. Afinal, muitos sintomas batem, mas nunca fui atrás de um diagnóstico. Se eu fosse seguir meu instinto, diria que tive, mas, de qualquer forma, o *baby blues* (a chamada "tristeza materna", condição bastante comum depois do nascimento do bebê) com certeza sim. Não procurei diagnóstico, mas eu e o Eli já conversamos e lemos sobre o assunto. Do jeito que eu estava no puerpério, no mínimo era *baby blues*.

Eu tinha um sentimento terrível e permanente de perturbação e medo. Sentia muita tristeza sem explicação, tinha zelo em excesso pela Lua e vários receios: derrubar a bebê, segurá-la errado, machucá-la, virar o pescoço, não saber fazê-la dormir do jeito certo, com medo de que ela se enrolasse nas cobertas e parasse de respirar. *É isso, então? Ser mãe é esse caos?*, era o que eu mais pensava nos primeiros quinze dias depois do parto.

A exaustão e a confusão se aprofundavam cada vez mais. Eu não estava bem de verdade. A sensação que eu tinha era de ter me perdido de mim. Antes de me tornar mãe, eu era completamente mimada, tinha acesso a tudo de forma muito fácil. Trabalhei muito, isso é fato, mas reconheço esses privilégios. Penso que foi por causa desse sentimento — de ter me perdido — que o puerpério foi tão difícil. Minha independência e individualidade sumiram. Sabe quando você não quer fazer algo, mas é obrigada? Antes de ser mãe, eu adiava. Nunca lidei bem com o fato de ter que fazer algo por obrigação.

Mas na maternidade não existe essa opção. Eu queria dormir e não podia. Tinha que dar de mamar porque a Lua acordava. Eu me sentava para descansar e não queria me levantar para trocar uma fralda, mas trocava mesmo assim, porque obviamente precisava e não é algo que a gente possa escolher fazer ou não. Então, essa percepção de perder meu direito de escolha até nas pequenas coisas foi o sentimento mais forte do puerpério. Foi isso que me fez passar de uma menina para uma mulher.

Antes da Lua, eu era uma menina, totalmente. Tenho essa consciência. Fui entender essa questão interna muito tempo depois. Eu me olhava no espelho e via uma garota, mas sabia que não era mais. Esse incômodo primeiro se refletiu no meu exterior. Passei por um processo de crise de identidade horroroso. Odiava meu estilo, meu cabelo, e não entendia meu corpo. Eu não era mais a mesma pessoa. Parecia que eu tinha morrido e nascido de novo. Achava que nunca mais me sentiria bonita, ou nunca mais teria tempo de me produzir.

Meu corpo não voltou logo ao normal. Eu não sabia onde começava a bunda, onde terminava o quadril. Aquela barrigona linda que eu amava, quando grávida, agora estava completamente mole. Comecei a odiar minhas roupas e não queria vestir mais nada do que tinha no armário. E aí cometi o erro de comprar novas peças, todas muito sérias. *Agora sou mulher, tenho que ser séria*, pensava. Vestia blazer e terno para sair de casa, não importava para onde estivesse indo. Todas as peças eram sempre fechadas, não podia ter uma pele à mostra. Bem coisa de velha, de mil oitocentos e bolinha. Ao mesmo tempo, não estava à vontade, afinal, eu também não era aquela pessoa tão sisuda assim. As roupas não tinham conexão com a minha personalidade. Fiz umas cinco ou seis limpezas no meu guarda-roupa, fui trocando tudo até me achar. Hoje eu já gosto do meu estilo, mais mulher e madura, só que, ao mesmo tempo, com alguma transparência, mostrando o colo. Demorei uns oito meses para encontrar esse equilíbrio. Foi um processo doloroso.

Também não sabia o que fazer com meu cabelo. Durante a gravidez, não pintei mais, porque não podia usar tintura nesse período, mas ver aquela raiz enorme, com as pontas claras, me deixava muito para baixo. A primeira mudança de cor aconteceu depois que a Lua fez dois meses. Eu precisava encontrar minha "nova eu", porque nessa fase, não tem jeito, toda mulher se esquece um pouco de si mesma para se dedicar ao bebê. O cabeleireiro foi até a minha casa e conversamos, mas deixei nas mãos dele a decisão do que fazer. Meu único pedido foi para que a nova Viih, agora mãe, aparecesse nesse novo cabelo, para que a transformação se encaixasse na pessoa que eu me sentia. Ele me deixou loiríssima. Quando vi o resultado no espelho, de cara gostei. Chorando de gratidão e felicidade, falei para ele: "Eu mal me lembrava de como eu era loira. Dá para ver que sou linda ainda."

Confira o vídeo desse momento de transformação!

Os fios resistiram bem, não ficaram elásticos, mas era muito difícil cuidar daquele cabelo platinado. Fiz outro vídeo de tour só mostrando minhas inseguranças com o cabelo. Sempre sofri com oleosidade, e o aspecto do cabelo oleoso me incomoda, porque as pessoas reparam e comentam. Acham que é falta de higiene, mas, no meu caso, só de ficar um dia sem lavar os fios parecem estar sujos. Eu já tinha fama de não tomar banho por causa do reality, imagina aparecer com aquele cabelo ensebado!

Resolvi escurecer. Fiquei morena e coloquei um mega hair, porque pensava que isso passaria uma imagem mais séria, dessa nova mulher que eu achava que deveria ser. Também deu trabalho demais. A manutenção do mega hair era mensal, e eu simplesmente não tinha tempo para isso. Sentindo todo aquele peso, pensei: *Que burrice colocar trezentos gramas de cabelo.*

Durou duas semanas.

Então eu disse: "Tira! Tira isso logo, tira isso de mim!" Fiquei com o cabelo escuro e curtinho, liso, um pouco mais comprido do que um estilo chanel, e de novo me sentindo muito feia. Não tinha corte, estava morena, sem graça. "Estou horrorosa", era o que dizia para mim mesma.

Desde então, em todo esse tempo, eu recebi vários relatos de mães nas redes sociais que também passaram por essa crise de identidade. Sentiam dificuldade de se encontrar ao olhar no espelho, de se reconhecerem. Não se trata apenas de estética, mas de todo o processo emocional que envolve se tornar mãe: a nova rotina, a nova família, a nova vida.

São muitos campos diferentes para lidar. Há a preocupação com a imagem pessoal, as mudanças da nova personalidade, o cansaço físico que sai do nosso controle, a vontade de chorar, todos os medos e todas as culpas... Demorei sete meses para voltar a me centrar. Só depois desse período, a loucura passou. Parei de ficar triste, de ter tanto sono, de me questionar, de achar tudo estranho. Eu entendi a minha nova vida. Peguei gosto. E amei. Senti amor pela rotina, pelas trocas de fralda, por acordar às cinco da manhã.

Se, aos sete meses da Lua, havia ficado feliz com o que via, aos nove conheci a nova Vitória. Eu me percebi de novo, inteira, completa: "Agora sim!"

Vibrações opostas

Hoje, sinto que eu estava completamente fora de mim no puerpério: não queria nada, não queria sair, não queria falar, não queria viajar, só queria cuidar da Lua e dormir, me sentia deprimida e estranha. Acho que era fria com o Eli e nem percebia! Hoje sei que estou mais normal. Estamos vivendo mil amores e vejo que deve ter sido difícil para ele aguentar muita coisa. Era como se eu fosse outra pessoa por dentro, e por fora um robô frio, que só amava a Lua e mais ninguém. Ele diz que não sentiu o impacto do puerpério (talvez seja porque disfarcei muito bem).

Eu e o Eli estávamos em vibrações completamente opostas nesse tempo. Ele estava radiante. Quase não tinha sono, de tão envolvido com a paternidade. Se dormisse uma hora por dia, para ele estava ótimo. Permanecia muito positivo, trocava a fralda da Lua rindo.

> *Aquilo me irritava, porque eu estava vivendo um verdadeiro inferno pessoal.*

Nunca culpei a Lua, não se tratava disso. A verdade é que em alguns momentos, principalmente nos primeiros quinze dias, pensei que não tivesse nascido para ser mãe, que não tinha essa vocação. Tive muitos pensamentos ruins. Me culpei porque os cachorros perderam a atenção que eles tinham, porque estava muito cansada, porque estava com dor na amamentação, tudo isso com meus órgãos voltando para o lugar e os hormônios à flor da pele. É uma sensação de estar em luto por aquela vida independente que, como mulher, você não tem mais.

Então, confesso que ver o Eli vivenciando a paternidade de forma totalmente diferente me frustrava. Eu não conseguia transmitir meus sentimentos verdadeiros a ele. Ao mesmo tempo, sabia que se falasse algo ele ficaria preocupado. Queria me manter positiva, feliz. Por fora, eu estava exausta fisicamente. Contudo, não expressava nem metade do que estava de fato acontecendo por dentro e emocionalmente.

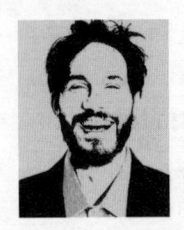

Não sabia o que era puerpério, nem sequer tinha ouvido essa palavra antes de a Viih engravidar. Comecei a pesquisar e ler sobre o assunto, assim como fiz com todos os outros temas relacionados à gestação. O primeiro contato que tive com o termo foi em um perfil do Instagram chamado "Homem Paterno", que reúne uma comunidade de pais que estão passando por diferentes períodos da maternidade. Ao ouvir os relatos, eu me preparei para uma verdadeira guerra dentro de casa, sabia que seria difícil. Alimentei uma expectativa extremamente negativa de que a Viih ficaria muito brava. *Ela vai me jogar pela janela do prédio*, pensava.

Mas, quando nossa hora chegou, não foi assim. Não sei se por eu ter imaginado antes que seria terrível, ou se porque a Viih não me falava tudo o que sentia e sofria sozinha. Para mim, o puerpério foi tranquilo. Hoje sei que muito disso se deve ao fato de eu não saber que a Viih estava passando por um turbilhão de emoções. Além disso, achei que o puerpério durasse os três primeiros meses. Ponto. Dentro dela, porém, não foi assim. Durou muito mais. Só fui perceber que ela ainda estava no puerpério quando tivemos uma grande briga. Nessa ocasião, a Viih disse pela primeira vez que estava exausta. Eu sabia que ela estava cansada, mas não enxergava a intensidade do que ela sentia.

Na minha cabeça, o que eu fazia para dividir o dia a dia com ela era suficiente. Na realidade, não era.

O que mais me incomodava durante o puerpério da Viih era uma sensação de me sentir incapaz. Estava me esforçando e queria dividir as tarefas com ela. Dizia: "Estou tentando ajudar você, vai descansar, assistir a um filme, ligar para uma amiga." A Viih não queria fazer outra coisa a não ser ficar grudada na Lua. Dizia que eu passava a pomada errada na hora de trocar as fraldas, que não sabia fechá-las direito. No começo, isso me incomodou, porque eu queria ser pai, mas não conseguia. Vivia com uma fiscal do lado, pronta para apontar o que estava certo e o que estava errado. E, para ela, na maioria das vezes eu estava errado.

E O MEDO DE NÃO AMAR A BEBÊ?

Por ser um tabu, pouco se fala sobre a tensão e o medo que todo homem tem de não amar o bebê assim que ele nasce. Esse sentimento é muito natural, quase unânime, mas também faz com que vários homens se sintam culpados e frustrados. E, frequentemente, eles têm vergonha de tocar no assunto. Eu mesmo tive muito medo de não amar a Lua. Pensava: *Meu Deus, minha filha vai nascer... e se eu não a amar?*

É natural essa sensação para o homem, de não amar o bebê logo de primeira. Porque a paternidade é um sentimento construído. A mãe passa nove meses carregando o bebê, ela está gerando o neném. Logo, seu corpo vai mudando de acordo com o desenvolvimento da criança e, durante a gestação, começa a desenvolver uma conexão com ela. No caso do pai, é diferente. Trata-se de um processo, uma construção. O amor é construído e vem com o cuidado, a dedicação e a convivência com aquele ser que acabou de nascer. Na hora do parto, há muitos sentimentos envolvidos: a realização de um sonho, a emoção, mas "amor", nem sempre.

Outro medo muito grande que eu tinha era: *E se a Lua não souber que eu sou o pai dela? Como ela vai ter noção de que eu sou o pai? Porque a mãe eu tenho certeza de que ela saberá quem é.* Comecei a pesquisar sobre o assunto. Fiz uma série de coisas para tentar criar um vínculo e uma relação com a Lua desde a barriga. Eu me envolvi diretamente com a gestação durante todas as fases: conversava com a barriga, escutava o coraçãozinho dela. Como já disse, a gente comprou até um aparelho de ultrassom caseiro onde eu escutava o batimento da Lua!

Para mim, paternidade é cuidado, e é a partir desse cuidado que tudo acontece, inclusive o amor.

Vínculos afetivos não se criam magicamente, e isso vale para qualquer ser humano. É pela convivência. Então, o sentimento nasce e passa a se fortalecer quando você cuida do bebê diariamente, quando participa de maneira ativa das rotinas, troca fralda, dá banho, coloca para dormir, alimenta...

Para os homens que passam por esse sentimento, eu diria: calma. É natural. Se envolva. Se você está na fase da gestação, se envolva mais na gestação, crie vínculos com a barriga. Se já nasceu, entre na rotina do bebê cada vez mais, cuide. O amor acontece, no caso do homem, na convivência, no dia a dia, no cuidado. Muitas vezes não é instantâneo. Então não se sinta culpado.

Sexo... o que é isso mesmo?

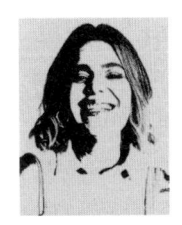

Eu não tinha vontade nenhuma de transar. Para mim, o sexo tinha morrido.

Em geral, os médicos recomendam que a mulher fique de seis a oito semanas sem transar depois do parto, por vários motivos. Além do estado emocional fragilizado, o útero e o intestino estão voltando para os seus devidos lugares. Também podem ocorrer com mais facilidade infecções vaginais, transmitidas para o parceiro. No meu caso, os 45 dias que me recomendaram se transformaram em sessenta.

A vontade de transar voltou do nada, de repente, logo depois desses primeiros dois meses. Senti uma libido muito forte, e fiquei feliz — não só porque era um sinal de que meu corpo estava melhor, de que eu estava bem, mas também por ter respeitado meu tempo e contado com o apoio do Eli para isso.

Então, aconteceu a primeira vez. Nenhuma mãe tinha me contado, mas doía muito, uma dor semelhante à de quando perdi a virgindade. A diferença é que não sangrou, porque, claro, não tinha hímen. Sentia que meu canal vaginal estava sendo perfurado por um osso, que me rasgava. Até o fim da primeira penetração, foi muito incômodo. Depois, o sexo fluiu bem, e eu consegui sentir prazer ao longo da relação. Mas demoramos a transar de novo, porque eu não queria voltar a ter aquela dor. Ficamos pelo menos mais uns três meses sem transar. Quando fomos tentar a segunda vez, a dor insuportável voltou. Sentia uma secura, parecia que estava fechada. Não passava uma agulha. Fiquei com mais raiva ainda de sexo. "Agora que eu não quero transar mesmo, vai doer de novo."

Então, retomar nossa vida sexual foi um longo processo de paciência. Minha e dele. Eu não sentia vontade, e isso me gerava um pouco de receio. Porque o sexo é importante para o relacionamento, né? O que passava pela minha cabeça era uma cobrança, uma pressão. Não do Eli, mas minha mesmo. *Caramba, 45 dias, sessenta dias, ele é homem, não está no puerpério, não está cansado como eu. Deve estar querendo transar*, pensava. Não queria que ele sentisse que eu havia me esquecido dele.

O Eli não se aproximava sem que eu demonstrasse que estava a fim. E, por ser muito atencioso e preocupado com o meu prazer, já tinha lubrificante à mão quando íamos transar. Isso ajudou muito. Transávamos esporadicamente, e sempre devagar, porque eu queria entender como meu corpo reagiria à dor. Só voltamos à rotina de sexo depois dos cinco meses da Lua.

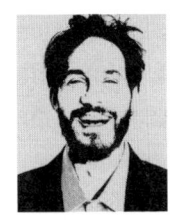

Honestamente, a falta de sexo durante o puerpério não me incomodou. Eu e a Viih já estávamos sem transar desde a gravidez, dois meses a mais ou a menos não fariam diferença. Isso porque a minha libido ficou muito baixa. Os médicos acham que o fato de eu ter me envolvido tanto na gestação, aliado à falta de estímulo sexual, fez com que minha testosterona desregulasse. Fazendo exames, descobri que o hormônio estava muito baixo para alguém da minha idade (naquela época, 33 anos). O mínimo deveria ser perto de 300 ng/dl, e a minha estava em 100 ng/dl. Ou seja, muito abaixo do mínimo.

Entre nós, isso nunca foi um tabu. Mas, como já disse, os *haters* da internet caíram em cima de mim. Me atacaram, me chamaram de frouxo depois que a Viih contou no Instagram que não estávamos transando. Para a sociedade machista, homem que não transa não é homem. Esse pensamento, além de antiquado, não faz o menor sentido.

· · · · · · · · · · ·

A mulher se culpa por não transar. "Se eu não transar, meu marido vai me trair" é um pensamento corriqueiro. Às vezes, ela transa só para satisfazer o homem.

· · · · · · · · · · ·

O que me preocupava mesmo era nossa conexão emocional como casal. Claro, o sexo voltaria ao normal em algum momento. Mas eu sentia que estava tentando me reconectar sozinho com a Viih. Por causa das oscilações hormonais e do cansaço, ela não queria fazer nada. Nem assistir a uma série ou um filme comigo.

Eu fazia reservas em restaurantes e a avisava com antecedência. Ela não recusava o convite, mas, na hora de sair de casa, simplesmente dizia que não queria. Num restaurante específico, eu remarquei as datas tantas vezes que o maître me respondeu em uma das ligações: "Senhor, não faremos mais sua reserva." Aquilo começou a me deixar frustrado. A minha insistência em fazer programas como casal não era porque eu ignorava o cansaço dela, mas porque o puerpério era algo muito maior dentro dela do que consegui enxergar e, consequentemente, entender.

No dia em que comemoraríamos um ano desde que havíamos nos conhecido, preparei uma grande surpresa. Reservei um restaurante caro, bacana, digno de um momento especial como aquele. Reservei quarto em um hotel e pedi para ser decorado. No entanto, perto da hora de sair de casa, a Viih não quis ir. Fiquei desapontado.

No aniversário dela, organizei uma festa surpresa no Paris 6, porque havia sido o primeiro lugar onde jantamos juntos. De novo, a Viih não estava a fim de ir. Tive que contar a surpresa para que ela saísse de casa. "Vitória, tem quarenta pessoas esperando você no restaurante. Não é possível que você não vá." Ela topou, mas ainda contrariada. Só foi mesmo porque tive que estragar a surpresa.

O dilema sobre ter ou não babá

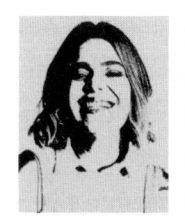

Assim que a Lua nasceu, insisti que não queria ter babá, porque entendia que precisava aprender a cuidar dela sozinha — e foi ótimo. Não me arrependo de ter tomado essa decisão, porque, se eu não tivesse passado pelos perrengues da maternidade, não saberia o que fazer num momento de emergência, num surto de cólica ou numa troca de fralda rápida. Então, foi muito bom não ter babá nesse período inicial. Mas chegou um momento em que voltei a trabalhar. A Lua tinha apenas quinze dias de vida.

Primeiro, retornei aos meus compromissos profissionais gravando os vídeos em casa. Era caótico. Às vezes, gravar um story para uma publicidade de um cliente demorava um dia inteiro. Eu começava a gravar o vídeo, a Lua chorava. Pronto. Parava tudo e amamentava. Eu voltava a gravar e, de repente, precisava trocar a fralda. Interrompia o que estava fazendo de novo. Às vezes, eu mesma chorava entre uma gravação e outra, de exaustão. Voltar a trabalhar também fazia com que eu me sentisse menos mãe, parecia que eu estava deixando uma parte minha — a mais importante — esquecida.

Chegou um momento em que aquela situação se tornou insustentável. Aos dois meses da Lua, eu estava no limite da minha carga de trabalho. Minha agenda é instável, eu não conseguia manter uma rotina. Admiti para mim mesma: "Estou exausta. Preciso de uma babá." Mas o Eli não queria. Comecei a ficar irritada. Eu era a mãe. Eu estava amamentando, ficava muito mais cansada que o normal, claramente não estava bem. Então, se eu tinha condições de ter uma ajuda extra, por que não fazer isso, se estava nítido para mim que eu precisava? Fui pisando em ovos para ter essa conversa com ele. Aguentei mais um mês.

Quando a Lua fez três meses, tomei coragem e falei: "Eli, cheguei no meu limite. Preciso de uma babá. Ou, então, vou parar de trabalhar por agora, me dou essa licença-maternidade e volto quando ela tiver seis meses, porque não estou conseguindo dar conta de tudo. Estou desde os quinze dias de vida dela frenética, trabalhando e cuidando de todas as coisas, não estou legal." Só que, naquele momento, meu trabalho estava indo muito bem. Por causa da maternidade, surgiram novas oportunidades. Marcas relacionadas ao universo infantil ou da maternidade passaram a me procurar. Nosso dinheiro já era um só, e o maior volume financeiro era gerado pelos trabalhos que eu fazia. Argumentei que eu não estava conseguindo me dedicar 100% às duas áreas da minha vida que importavam naquele momento: ou escolhia o trabalho, ou escolhia a Lua.

O Eli ainda insistiu, dizendo que daríamos um jeito. Eu disse: "Não tem jeito, não aguento mais."

Quando falei que iria parar de trabalhar, ele acabou concordando com a ideia da babá. E contratar uma foi a melhor coisa que fizemos. Passei a me sentir muito melhor. Comecei a ter uma vida de novo. Dormia melhor, porque ela me ajudava com as mamadas. Só me acordava na hora que a Lua já estava com a fralda trocada, pronta para se alimentar.

Hoje, sou muito a favor de as mães terem rede de apoio da forma que puderem, seja familiar, seja com ajuda de amigos, seja a babá — se for viável financeiramente, claro. Mas qualquer ajuda é muito bem-vinda e você precisa tentar se abrir para recebê-la, mesmo que seja difícil... Mas tem coisas que a babá sabe que prefiro fazer, que gosto que seja eu. O momento do banho, de colocar a Lua para dormir, por exemplo, é o meu maior momento de conexão com ela. Gosto de dar a comidinha e rir com ela, gosto de ir às aulas de musicalização e de artes. E a babá precisa entender o que você faz questão de fazer, para que encontrem juntas um equilíbrio a fim de tudo dar certo! Porque, se você deixar, se você não tomar algumas responsabilidades para si, a babá vai, sim, fazer tudo, afinal, ela é boa naquilo! Tem uma diferença da babá ser uma pessoa que te ajuda e da babá ser quem cria seus filhos.

Hoje, a babá que temos durante a semana fica com a Lua entre dez da manhã e cinco da tarde, horário em que estou no escritório. E a do fim de semana nos auxilia quando temos trabalhos presenciais sábado ou domingo. Como eu normalmente não trabalho mais nesses dias, é o meu tempo com a Lua, então a babá acaba estando ali só para caso eu realmente precise, e prefiro assim. Dou comida, banho, brinco... Porque não estou trabalhando.

O mais importante é ser transparente com a profissional que estará na sua casa. Acho fundamental que a mãe e a babá tenham uma relação de segurança uma com a outra. Como mãe, é preciso estar aberta, tirar dúvidas, dialogar. Se a babá faz algo de que você não gosta, é melhor falar logo no início. Senão vira uma bola de neve. O principal é desenvolver uma relação em que você se sinta segura para sair de casa e deixar seu filho com outra pessoa. Para isso, as duas (mãe e babá) precisam estar alinhadas, precisam ter confiança uma na outra. Tem que existir um relacionamento profundo, não tem como ser raso ou apenas profissional. As duas precisam unir forças para fazer dar certo. Acredite, qualquer rede influenciará também na criação e nas atitudes dos seus filhos.

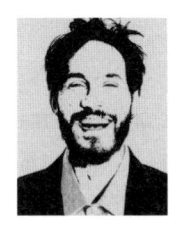

Decidimos que não teríamos babá no início, uma escolha que partiu principalmente de mim. Eu queria viver a paternidade inteiramente. Não sabia como eu seria no papel de pai. Era uma grande interrogação para mim. Na minha cabeça, a presença da babá poderia atrapalhar esses primeiros meses de cuidados, pois é natural ficar mais acomodado com alguém de prontidão ao seu lado. Eu precisava aprender, trocar com a Lua, criar essa relação com ela e com a Viih. Nosso casamento era recente, então precisávamos viver aquilo, nós três, sem ninguém mais. Precisávamos nos entender naquele "novo normal" e nos habituarmos, para que funcionasse. Na primeira vez que a Viih falou que queria ter babá, fui contra.

Outra questão que pesava era o julgamento das pessoas que nos acompanhavam pela internet. Parece que é um crime ter babá, se você é famoso. Então, como havíamos sofrido com os *haters* desde o início da nossa relação e em vários momentos da gestação, pensamos que contratar uma babá seria pior ainda. Se já falavam que seríamos pais ruins, imagina quando soubessem que teríamos babá.

Nossa decisão só mudou quando a Viih bateu o pé e disse que precisava de uma babá, do contrário teria que parar de trabalhar. A Lua tinha por volta de quatro meses. Eu ainda achava que poderíamos segurar mais alguns meses, só nós dois, sozinhos. Mas a mãe não quis, então tive que ceder. Com isso, tivemos nossa primeira grande briga, que, para mim, é o retrato do puerpério.

A *grande briga*

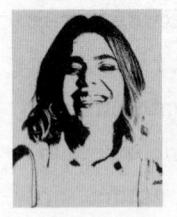

Durante o puerpério, tivemos a primeira grande briga da nossa relação. Por causa da presença da babá, o Eli acabou ficando desleixado. Ele se acomodou. Aquele pai superpresente sumiu. Ele passou a fazer 10% do que fazia antes. Fiquei com medo, porque, do nada, ele virou outra pessoa! Eu achava que ele havia sido um bom pai até então porque ainda estávamos no início da vida com a Lua, e o começo foi maravilhoso para ele. *Agora ele cansou, relaxou, vai mostrar quem realmente é*, pensava. No fundo, sempre soube que ele era um homem incrível, mas, naquele turbilhão do puerpério, por um momento isso passou pela minha cabeça. Isso sem contar com o julgamento do público que eu ouvia: "Tô falando, já, já ele te abandona. No começo, vão ser mil maravilhas, e depois ele vai sumir." Esse sentimento vinha também da relação que tive com meu próprio pai, que foi muito presente no início da minha infância, e depois praticamente abandonou os cuidados comigo.

O Eli não vai se tocar do que está acontecendo?, eu pensava.

Ele não trocava mais uma fralda, não dava banho, não ajudava na amamentação, não colocava mais a Lua para dormir ou arrotar. Só a pegava um pouco por dia, quando eu precisava almoçar, no máximo. Mal brincava com ela. Ele acabou entrando na zona de conforto porque havia alguém me ajudando. Antes, sem a babá, a maior preocupação dele era que eu estivesse sobrecarregada. Com a presença dela, na cabeça dele, eu não estava mais tão cansada. Mas não era bem assim. Não era só sobre cansaço, era sobre eu sentir a falta da presença do pai que a Lua tinha no começo. Ele realmente não estava nem olhando para ela durante o dia, não fazia nada mesmo. Não era só uma questão de "me ajudar".

Nessa época, o Eli inventou que queria viajar para o Alasca. A Lua tinha apenas quatro meses, e ele me convidou: "Vamos para o Alasca no meu aniversário, em janeiro do ano que vem?" Só nós dois. Em janeiro, a Lua faria nove meses. Eu respondi que não sabia se estaria preparada para deixá-la sozinha tanto tempo, praticamente estando do outro lado do mundo. Sabia que precisávamos fazer uma viagem de casal, mas tinha que ser para o Alasca? Só para ir até o Alasca eram mais de 24 horas de viagem, três voos... Deus me livre! Eu queria paz, sossego. Além disso, ia lá para passar frio? Tenho pavor de frio. E ainda ficaria do outro lado do mundo sem minha filha, que estaria com nove meses. Eu não havia ido nem até a esquina sem ela, precisava encontrar um processo de aos poucos voltar a viajar, mas a primeira viagem ser para o Alasca? Onde ele estava com a cabeça para achar que eu gostaria disso? Ele gostou da ideia porque é aquariano, mas eu pensava: *Por que não qualquer lugar no interior de São Paulo, ou no Nordeste, que é lindo e que estaria dentro do Brasil?* O Eli disse que não poderia esperar, que as passagens precisavam ser compradas naquele momento, caso contrário esgotariam. "Então compra", falei. "Mas não consigo te dizer agora se eu vou mesmo."

Notei que ele ficou chateado. Não consegui dizer, de cara, que eu não iria, então minha saída foi manter um tom neutro, do tipo "Vamos ver". Não achei que ele compraria as passagens. Mas, alguns dias depois, quando ele começou a me pressionar para marcarmos uma data, falei que não estava pronta para viajar para um destino tão longe. Ele ficou realmente chateado, mas ainda tinha esperanças de que eu mudasse de ideia. E me falou algo que doeu: "Temos que tomar cuidado com nosso relacionamento." Eu não precisava ouvir aquilo. Não naquele momento. Com tudo o que vinha passando no puerpério, ele ainda depositou em mim uma pressão extra.

Sim, eu tinha a consciência de que precisávamos cuidar um do outro, como casal, mas não precisava ir até o Alasca para fazer isso. Poderia rolar de uma forma em que os dois estivessem em sintonia.

Compartilhei esse episódio com a minha mãe e passei dias só falando nisso. Até que ela não aguentou mais me ouvir dizer que não queria viajar para o Alasca. Sem que eu soubesse, ela conversou com o Eli. Os dois têm uma relação muito boa, de amizade mesmo, então ela se sentiu confortável para se abrir com ele. Disse para ele esquecer a viagem, que eu não iria. O Eli, então, se sentiu mal porque pensou que eu havia pedido à minha mãe que conversasse com ele, e me cobrou explicações. Disse que não gostava que minha mãe se envolvesse em um assunto nosso. Eu concordei com ele.

Só que, naquele momento, eu já estava muito sobrecarregada. O fato de ele não estar mais tão presente nos cuidados com a Lua estava entalado na minha garganta. Eu havia anotado no celular tudo o que falaria para ele. Não havia planejado quando eu teria essa conversa, mas o fato de ele vir me cobrar sobre a viagem foi a gota d'água. Foi o momento errado, hoje percebo. Despejei em cima dele tudo o que eu vinha sentindo:

"Já que você acabou de explicar do que não gostou, deixa eu falar algo do que não gostei também. Nos primeiros meses da Lua, você foi um pai esforçado, e agora está desleixado. Eu preciso de você, quero que ela sinta o pai presente. Você pode pensar que um bebê não lembra, mas eles lembram, sim, eles são capazes de sentir o que acontece."

O Eli ficou bravo por eu ter trazido aquelas reclamações. Os dois começaram a subir o tom, e aí a briga foi generalizada. "Não é assim também!", dizia ele.

"É, sim", eu rebatia. "Faço questão de dar um banho por dia na Lua, e você não!"

"Parabéns por fazer questão, mas temos babá", respondeu ele. "Você faz porque você quer, mas não precisaria."

A discussão só piorava.

"Sim, temos babá, mas eu tenho noção de que preciso cuidar dela também, porque é minha filha, temos um vínculo. E nisso você está falhando", repliquei.

Insisti que ele me devia um pedido de desculpas. O Eli é muito orgulhoso e disse que não pediria desculpas, pois não havia feito nada errado. Isso na cabeça dele. "Se tenho que pedir desculpas para alguém, vai ser para a Lua.

Com ela, posso ter falhado, mas com você, não. Porque você tem a babá para ajudar", insistia.

Foi aí que a bomba explodiu. Falei: "Então está ótimo, mas acho que suas atitudes são de um péssimo pai!"

Quando eu disse as palavras "péssimo pai", ele se enfureceu. Eu não havia verbalizado, literalmente, que ele era um péssimo pai, mas sim que as atitudes dele pareciam as de um péssimo pai. Só que, na prática, eu o chamei de péssimo pai da mesma forma. Aquilo foi o fim do mundo para ele. Hoje, me arrependo de ter falado essas palavras, foram fortes demais.

Depois disso, o Eli começou a melhorar. Ele assumiu que havia agido errado.

Essa briga foi um grande divisor de águas na nossa relação. Foi a partir dela que passamos a ser uma família mesmo.

Até hoje, as brigas ensinam algo para a gente. E, ainda bem, não são muitas. Acho que brigamos no máximo quatro ou cinco vezes durante toda a relação, e essa do puerpério foi a mais forte. Vejo assim: a discussão tem que ser útil, trazer algo para o relacionamento. Se existiu uma briga, não pode ser em vão, tem que ensinar algo para o relacionamento, para evoluirmos como casal, aprendermos algo sobre o outro. Se não serviu para nada, aí sim a briga não passa de um desgaste.

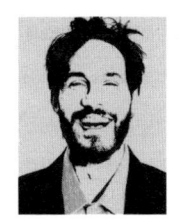

Fiquei muito chateado quando a mãe da Viih veio falar comigo pedindo para cancelar a viagem ao Alasca. O que ocorre entre um casal deve ser discutido apenas entre o casal. E, para mim, pareceu que a Viih tinha pedido que a mãe falasse comigo no lugar dela. Então, quando a confrontei, expliquei que a viagem ao Alasca não era apenas uma aventura. Eu estava tentando cuidar da nossa relação. "Viih, preciso ter alguma resposta. Estou cuidando da nossa relação sozinho. Ou, pelo menos, tentando", argumentei. Na mesma hora, ela respondeu: "Sabe por que não tenho tempo para nós? Porque estou cansada. Desde que a babá chegou, você está sendo um péssimo pai!"

A Viih me derrubou. Falou isso sabendo que me machucaria, porque eu havia me preparado para ser pai, e ela acompanhou esse processo. Ela sabia que eu tinha uma grande expectativa de ser um ótimo pai e que eu estava muito feliz.

Na minha cabeça, eu era um pai maravilhoso. Não entendi nada, e a deixei falar. A Viih exemplificou situações em que eu não havia estado presente. Disse que eu não fazia mais a Lua dormir, que não sabia os horários dela. E o que ela falava tinha algum sentido, mas havia um motivo para eu estar focado em outras coisas. Não se tratava de desleixo. Na mesma época, nós estávamos abrindo nossa marca de produtos infantis, a Babytube. A sede da empresa ficava em Sorocaba. Hoje, já é em São Paulo, mas naquela época eu viajava quase toda semana para lá, fazia os pedidos, controlava estoque, precificava os itens à venda. A marca ainda era pequena, precisava desse cuidado inicial do empreendedor, de quem a criou. Além disso, estávamos fazendo uma obra na casa nova, para onde nos mudamos no início de 2024, e eu também era o responsável por isso. Eram os meus dois maiores compromissos, além da paternidade.

Quando decidimos contratar a babá, o que ficou combinado foi o seguinte: a babá nos ajudaria a liberar horários nas nossas agendas para que pudéssemos fazer outras tarefas. A Viih também poderia se dedicar às parcerias com as marcas que apareceram querendo contratá-la depois que se tornou mãe. Então, na minha cabeça, o combinado estava sendo seguido. Quando ela me confrontou, respondi: "Você diz que está cansada e cuidando da Lua sozinha, mas consegue entender que é uma escolha sua? Às vezes, a babá está do lado, e você assume a tarefa. A babá fica no celular, e não por culpa dela, mas porque você não a deixa fazer nada." A Viih chegava em casa do trabalho e, em vez de deixar a rotina de sono com a babá, preferia fazer a Lua dormir. Ela teve muita dificuldade de delegar os cuidados com a bebê para outra pessoa, ainda que fosse uma profissional totalmente habilitada para aquela atividade. Ela estava errada? Em hipótese nenhuma. Mas era uma escolha dela.

E agora, ainda por cima, vinha jogar na minha cara que eu era um péssimo pai. "Eu não faço a Lua dormir hoje em dia, mas você só faz porque é uma escolha sua. Mesmo exausta. Você poderia dividir isso com a babá, que inclusive está sendo paga para nos ajudar. E você decide não fazer isso. Então não me culpe."

Entramos num embate louco. "Por que não estou em casa na hora do almoço da Lua? Porque estou lá na Babytube, tentando recuperar um pacote extraviado pelo correio. Você acha que não estou cansado também? A diferença é que não fico gritando isso pelos quatro cantos da casa. Você acorda e não me dá bom-dia. Seu bom-dia é 'estou cansada'", afirmei. Ela não respondeu, apenas voltou para o quarto e terminou de arrumar as malas. Dormimos em silêncio, na mesma cama, mas cada um virado para um lado.

O pior de tudo foi o timing da briga. A Viih viajaria a Paris no dia seguinte, a convite de uma marca parceira. E, preciso dizer, ela fez de tudo para não realizar esse trabalho. Até ofereceu devolver o dinheiro para a marca, porque ainda não estava se sentindo segura de viajar sozinha, de ficar longe da Lua. Ou até de me deixar sozinho com a nossa filha.

No dia seguinte, o clima estava péssimo. Não falamos um com o outro durante um dia inteiro. Ela me machucou, e precisei de tempo para pensar. Ela também estava machucada. Só que nós tínhamos que conversar em algum momento. Seria horrível se ela viajasse e continuássemos brigados. Então a Viih chegou perto de mim com um papo de terminar o relacionamento. "Eu vou a Paris, não sei como vai ser, mas usa esse tempo para pensar se é realmente isso o que você quer. Também vou tirar esse tempo para pensar."

Não acreditei no que ela disse. Sou muito decidido. Antes de a Lua nascer, quando resolvi pedir a Viih em namoro, eu já tinha certeza do que queria. Se fosse para ficar solteiro, eu teria ficado solteiro. Se fosse para namorar, eu queria construir uma vida juntos.

> *"Estou disposto a ficar até o fim, morrer velhinho do seu lado", falei.*

* * *

Depois que eu e a Viih tivemos essa grande briga, que foi um divisor de águas (para o bem!) no nosso relacionamento, comecei a ler e entender mais sobre paternidade participativa. O termo ainda causa confusão, porque muita gente acha que é sobre estar 100% do tempo disponível para a criança, mas na realidade não se trata disso.

Quando falo sobre o tema no Instagram, as pessoas argumentam que, por termos uma condição financeira estável, para mim é mais fácil ser um pai participativo. Afinal, de acordo com essa visão, tenho dinheiro e tempo para estar com a Lua. No entanto, esse argumento só mostra o quanto o conceito de paternidade participativa ainda não está muito claro na cabeça das pessoas. Não é sobre ter vinte horas ou uma hora disponível para ficar com a criança. Basta olhar para a rotina das mulheres. Hoje, elas trabalham tanto quanto os homens. Quando uma mãe chega em casa, depois de um longo dia de trabalho, ela tem a escolha de ser mãe ou não porque está cansada? Trago esse contraponto como exemplo para mostrar que a paternidade participativa não tem nada a ver com tempo. A paternidade participativa é uma escolha. Traz o pai como um cuidador participativo para estabelecer uma dinâmica diferente na relação afetiva com a criança. Na sociedade, vivemos em uma ideologia patriarcal que situa homens e mulheres em lados opostos na criação de uma criança. Isso é totalmente ultrapassado. Claro, os homens enfrentam uma série de desafios quando decidem ser pais, justamente porque a sociedade tem problemas estruturais muito grandes e conta para os homens a mesma história, ao longo de gerações: "Para você ser pai, basta ser o provedor." Hoje, essa afirmação não faz o menor sentido.

Nós, homens e pais, precisamos deixar um pouco de lado as coisas que acreditamos serem verdades para estarmos abertos e olharmos para novos movimentos, que colocam a paternidade de outra forma. Precisamos fazer com que a nossa geração e as próximas sejam capazes de formar pais mais presentes.

Os pitacos e julgamentos

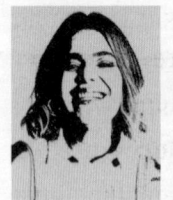

Pitaco de família nunca existiu. Nossos pais respeitam muito as nossas escolhas, então não tivemos que nos preocupar com isso. Agora, na internet, sobram opiniões. Tudo o que fazemos com a Lua ou para a Lua é motivo de burburinho, xingamentos.

Como eu lido hoje com isso? Vou ser sincera: eu não lido. Não estou nem aí. E o Eli? O Eli sofre.

Então, quando acontece alguma polêmica nas redes sociais, a primeira coisa em que eu penso não é que vou ficar triste ou passar por algum constrangimento. Nada disso. Penso no Eli. É só ele que vem na minha cabeça, mais nada. *Será que ele vai postar alguma coisa? O que vai falar? O que ele está sentindo? Será que ele vai me contar? Será que ele QUER me contar?*

Em várias ocasiões, o Eli não me conta antes o que vai postar, só vai lá e faz. Ele sabe que, se me contar, vou falar para ele não postar. Porque já tenho experiência, sei o que causa ainda mais polêmica ou não. Sei o que vai alimentar as fofocas e sei como lidar com esse ambiente nocivo das redes sociais há muito mais tempo do que ele.

Justamente por ter tido essas experiências de cancelamento, parei de me importar. Depois de me tornar mãe, então, ligo menos ainda. Acho que foi uma estrutura mental que criei. Então, como eu lido com o pitaco alheio? Não lido. Ele está ali, sozinho, num comentário. Não tem força nenhuma sobre mim. Mas eu sei que ainda tem sobre o Eli. É tudo novo para ele, e o Eli é o amor da minha vida, então, nesses momentos, ele é a minha preocupação. É meu momento de cuidar dele, e não ele de mim! E não vejo nenhum problema nisso — cada um sabe da sua dor, e saber da dor do seu parceiro para estar ali quando você sabe que ele vai precisar, mesmo às vezes o outro não dizendo, é muito importante. Como ele fez comigo durante todo o puerpério, por exemplo. Hoje, que estou bem, vejo que eu estava completamente fora de mim, exausta demais, e sei que ele compreendia isso e cuidou de mim.

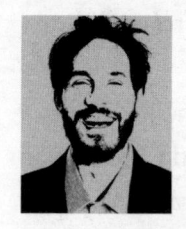

Cada passo que damos na criação da Lua tem algum tipo de alcance, por causa do número de seguidores que temos nas redes sociais. Só no Instagram, a Viih tem mais de 33 milhões de pessoas que a acompanham. Só que, hoje em dia, percebo que não só as pessoas públicas sofrem com o julgamento dos outros. Quem é anônimo também tem esse desafio de criar um bebê na frente das câmeras. A diferença está só no engajamento, mas ainda assim tudo é registrado, filmado, publicado. As pessoas gostam de apontar o que está errado, dizer que não é assim que se cria, que escolheram outras opções, seja no método de alimentação, na rotina de sono, no que for.

Então, como lidar com isso? Primeiro, sabemos que se a gente entrasse em conflito com todas as opiniões contrárias que escutamos na internet, já teríamos surtado. Nossa decisão foi de escutar somente uma pessoa: a pediatra. Por exemplo, se eu lia um comentário de alguém dizendo que um chá era ruim para o bebê, levava a dúvida para a pediatra. A médica nos ajuda a tomar a decisão final. Até porque também tivemos criações diferentes. A Viih foi ensinada de um jeito, eu de outro. Para que não brigássemos, levávamos as duas opiniões, e a pediatra era nossa mediadora.

Isso vale para nós, assim como para quem tem dois mil seguidores. As opiniões alheias não devem ser a base da criação de uma criança. Quem está todo dia com o bebê são os pais. Quem passa pelo perrengue, erra e acerta, erra de novo, são os pais. Saber lidar com as opiniões dos outros — na internet ou fora dela — é importante para manter o equilíbrio de qualquer família.

"Passei a ter uma filha. Uma nova família. Não era mais a mulher independente que fazia só o que desejava. Uma bebezinha dependia de mim. Essas transformações fizeram com que eu passasse por uma profunda crise de identidade."

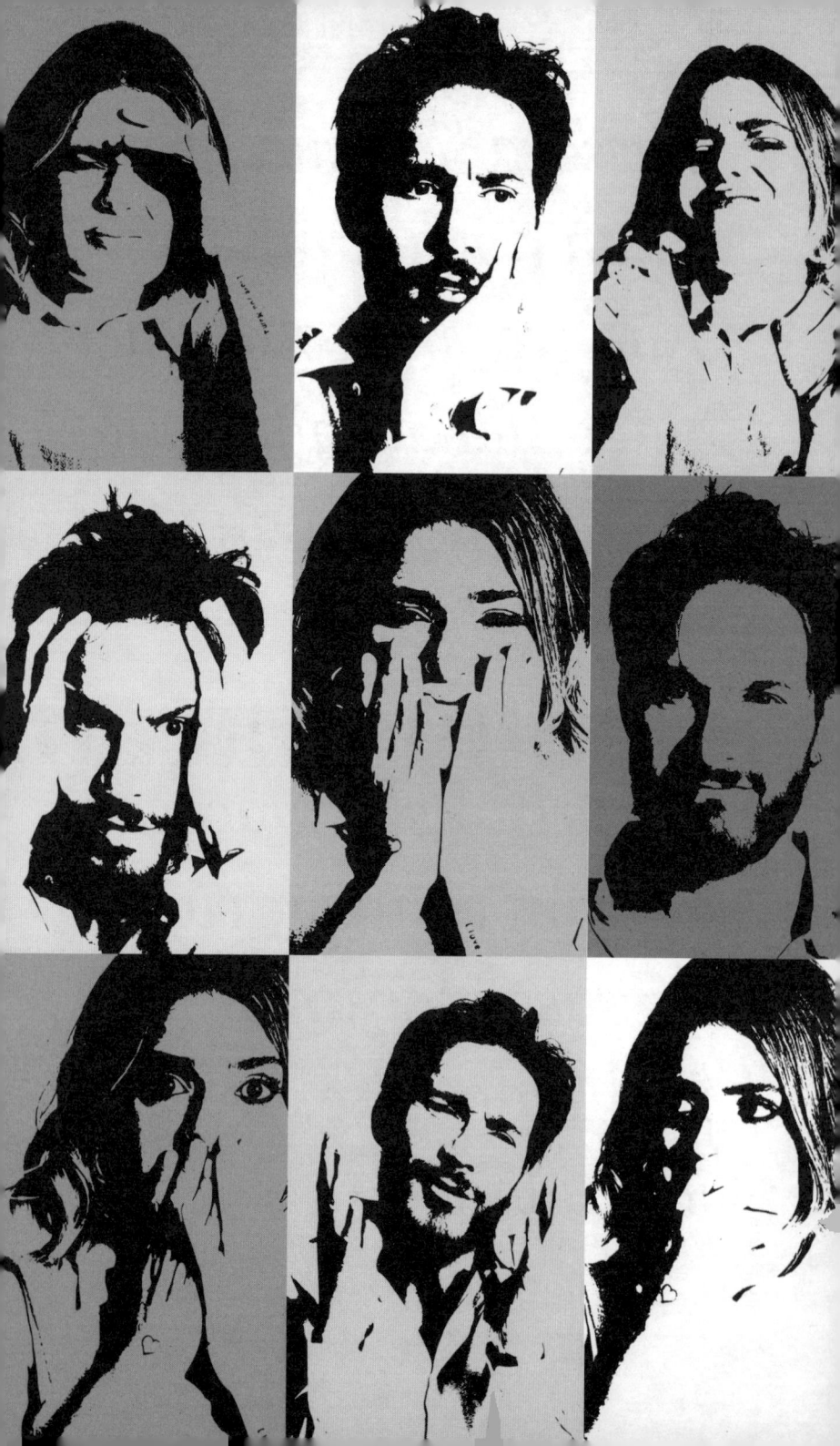

5 Amamentação

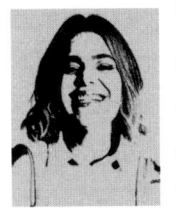

Tem três momentos de que nunca vou me esquecer com a Lua. O primeiro foi a primeira vez que ela andou: eu vi nos olhos dela a vontade de vir abraçar a gente, e, de tanta felicidade, a Lua acabou andando. E eu chorei muito. O segundo foi a primeira vez que ela falou "mamãe". Foi a primeira palavra que a Lua disse, no dia que completou onze meses. Não sei descrever o que senti: ela me olhando e falando "mama", porque queria o meu colo, e eu obviamente também me acabei de chorar. Sempre fomos muito grudadas, mas essa primeira palavra veio do nada. Eu não estava esperando, mas ela sempre foi muito inteligente, muito para a frente. Tenho tanto orgulho dela...

Confira o vídeo da Lua falando pela primeira vez!

Hoje, enquanto escrevo este livro, ela já tem um ano e dois meses e um vocabulário longo, com "mama", "vovó", "papá", "Tetê", "pepê" (a chupeta), "auau", "ovo", "água", "bola", "não", "cocô", "Titi" (nome do nosso cachorro), "peixe" (para os peixinhos do lago), "neném" (para as bonecas dela), "quaqua" (os patinhos do banho), "babá", "cabô". Inclusive, recentemente ela falou "papai" pela primeira vez certinho. Foi uma emoção aqui em casa, porque demorou um pouco. Por um momento, o Eli até achou que ela andava afastada dele ou não queria falar. Eu disse que ele era só muito fácil, que ela não precisava nem chamar, porque ele já estava sempre lá, rs. Ele até brincou na internet que ela falou "cocô" antes de "papai". Mas eu estava certa: era só uma fase. Acredito que quando o Ravi nascer também pode ser que ela tenha ciúmes e acabe se afastando de mim e ficando mais com o Eli. Só que é difícil mesmo, eu entendo.

Mas o terceiro momento de que nunca vou me esquecer é a primeira vez que ela mamou no meu peito. No instante em que foi colocada em meus braços, logo depois de nascer, a Lua procurou o bico do seio para mamar. Foi um movimento dela, natural, que faz parte do próprio instinto do bebê de buscar alimento assim que sai do útero. Ela sugou o colostro (um líquido gorduroso, mais amarelado e grosso, expelido pelo seio durante os primeiros dias depois do parto) e, nessa primeira mamada, não senti dor, porque havia acabado de parir, meu corpo ainda estava tomado pela anestesia e pela emoção do parto. A visão da Lua aconchegada no meu peito fez com que eu me sentisse muito poderosa. Naquele momento, eu era a Mulher Maravilha, capaz de alimentar minha filha com leite que saía do meu próprio corpo. Não existe sensação melhor do que essa!

Assim que ela soltou o seio, no entanto, percebi uma bolhinha de sangue no bico. Isso já na primeira mamada, nem tínhamos saído da maca do parto. Mas não fiquei encucada. Hoje, sei que uma bolha de sangue não é nada normal durante a amamentação. Mas, naquele momento, achei que pudesse ser, então não me preocupei. Até porque ela havia mamado, sem problema algum, e eu não senti dor.

Depois, fomos para o quarto e ainda passamos cinco dias na maternidade, porque a Lua teve icterícia (condição comum entre os recém-nascidos, que deixa a pele amarelada). O tratamento consiste em expor o bebê, durante alguns dias, à luz branca. Não sabíamos por quanto tempo ela teria que ficar no hospital. A médica da maternidade conversou comigo:

"Viih, não vamos te dar alta. Acho que é até melhor, porque senão a Lua teria que ficar internada em tratamento e você voltaria para casa sem ela."

"Ufa! Porque senão eu levo ela junto escondida e ainda faço banho de picão",* respondi, brincando com ela, que tinha pavor do picão e era muito contra.

Então, o início da amamentação aconteceu ainda na maternidade, por causa desses dias a mais que acabamos ficando internadas. Primeiro, o colostro desceu. Até então, tudo bem. Afora a bolhinha de sangue na primeira mamada, não havia nada de incomum na minha produção de leite. Como as primeiras gotinhas amareladas do colostro saíram normalmente, a sensação que eu tinha era de que meu peito estava produzindo leite suficiente. Pela reação das enfermeiras, eu achava que estava tudo certo. Quando passavam no quarto, para ver como eu estava, perguntavam sobre o colostro, se tinha descido, com qual

......

* *O chá de picão, uma erva, é popularmente utilizado no tratamento de icterícia.*

coloração. As respostas delas me tranquilizavam e incentivavam: "Nossa, que legal! O colostro veio superbem, ótimo." Tinha tudo para dar certo.

Só que não. O bico do meu seio é plano. Ou melhor: não tem bico nenhum, é bem reto, e isso dificulta um pouco a amamentação. Não é impossível de amamentar, mas é bem mais difícil. Tive fissuras nas primeiras semanas depois do parto. Andava pela casa sem blusa e sem sutiã, porque doía demais. Era impossível colocar qualquer tecido em contato com o bico do meu seio. No banho, chorava de dor, porque até a água do chuveiro caindo sobre a pele me machucava. Os seios sangravam e doíam muito. Tinha a sensação de que alguém estava rasgando meu peito. Antes de amamentar, eu mal tinha sensibilidade no seio, não sentia nada, acho que por causa das duas cirurgias que fiz. Então, não imaginava que sentiria tanta dor. A pele dos seios abriu, dava para ver a carne embaixo. A Lua chegou a tomar leite com sangue, porque eu também não poderia parar de amamentar, mesmo com a dor.

Além disso, não passei pelo processo de apojadura, que é a descida do leite com maior volume (depois do colostro), que deveria ter acontecido nesses primeiros cinco dias. As mulheres sofrem horrores. O seio fica duro, dolorido, quente. Algumas têm febre e até passam mal. Não tive nada disso. Não senti meu seio ficar enorme, nem vermelho, nem quente, não fiquei febril, não tive calafrios, nada. Só sensibilidade. Mas nada que indicasse a apojadura. Podem falar o que for, a medicina diz que a apojadura não tem nada a ver com a quantidade de leite, mas eu tenho a sensação de que não passei por ela porque não estava produzindo leite suficiente. Hoje, vejo isso e faço essa reflexão. Na época, eu ainda não sabia que teria baixa produção.

Normalmente, o cérebro de uma mãe que acabou de parir entende que precisa produzir leite e dá os comandos para que o organismo inicie a produção. O corpo até produz mais do que o necessário e, por volta do terceiro mês depois do parto, começa a se regular de modo a produzir o que o bebê realmente precisa e demanda. Mas não tive esse volume de leite em abundância. Na verdade, não passou nem perto disso.

Nos primeiros dez dias da Lua, ainda esperei que meu organismo apresentasse alguma reação típica da apojadura. Depois, percebi que não rolaria e desencanei. Pensei: *Ah, deve ser o meu corpo. Tem mulher que não sofre na apojadura mesmo. Ou então foi o silicone. Meu seio deve ter enchido e não percebi por causa dos implantes.* Fiquei despreocupada, já que eu via o leite sair.

Mas não era leite suficiente. A Lua começou a perder muito peso e não parava de chorar. Eu chorava junto.

Primeiro, achei que a perda de peso ainda poderia decorrer de um processo natural do recém-nascido, que acontece logo após o nascimento. Ela nasceu com 3,5 kg e perdeu 500 g ainda na maternidade. Achei que não iria perder mais, quando já estávamos em casa. Só que o choro dela me dizia que havia algo errado. Nos primeiros quinze dias, eu ainda não tinha a percepção do que significava cada choro. Se era cólica, sono ou fome. Ela chorava de fome. Era desesperador, porque eu achava que ela estava mamando o suficiente. Nós, mães, não temos como ver o quanto está saindo. Eu via o leite sair e até esguichar, então, para mim, estava tudo normal. Ao mesmo tempo, eu tinha um instinto materno de que ela não estava realmente bem. Mãe sente tudo, né? Tirei fotos do rostinho dela todos os dias. Ela foi perdendo as bochechas, estava sem feição. *Tem algo de errado com a Lua*, pensei.

Voltamos à pediatra antes de ela completar o primeiro mês de vida, com cerca de 27 dias. O diagnóstico que a médica nos deu foi assustador: a Lua havia perdido cerca de 15% do peso corporal. É muita coisa para um bebê pequenininho. Com essa quantidade de perda de peso, a criança já pode ser considerada desnutrida ou desidratada. Alguns bebês ficam internados para tomar soro e recuperar o vigor e a imunidade. Como nós tínhamos condições financeiras e estrutura para tentar uma alternativa em casa, sem que a Lua precisasse ser internada num hospital, a médica nos aconselhou: "Vamos introduzir o relactador."

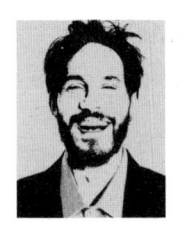

Houve um momento, em especial, que me marcou muito quando ainda estávamos na maternidade. Havíamos contratado uma consultora de amamentação para ajudar pessoalmente nesses primeiros dias, mas a Viih não conseguia acertar a pega. Ela estava muito frustrada e triste. Já era o quarto dia depois do parto, e a Viih ainda tinha dificuldade.

O quarto em que estávamos era uma espécie de apartamento (acho que até maior do que o apartamento em que eu morava antes do reality). Então, dentro desse ambiente espaçoso, havia vários cômodos: um quarto onde a Viih dormia com a Lua, uma antessala para os convidados e outra área maior com banheiros, sofás etc. Assim que as enfermeiras ou a consultora entravam no quarto para auxiliar a Viih na pega, eu saía, para deixá-las mais à vontade.

Quando faltava só mais um dia para sairmos da maternidade, as enfermeiras entraram e eu, como de costume, saí. Fiquei na antessala, sentado no sofá. A porta estava aberta, então eu tinha alguma visão do que acontecia ali dentro. De repente, escutei o choro da Viih. Entrei no quarto e perguntei à Viviane, que estava junto:

"Por que a Viih está chorando? De dor?"

Nessa hora, a Viih me olhou e, emocionada, disse:

"Consegui! A Lua está mamando!"

Confira os vídeos da primeira mamada e desse momento de emoção no último dia antes de sairmos da maternidade!

* * *

Já em casa, assistir à Viih tentando amamentar era desesperador. O momento da amamentação era doloroso. Os seios da Viih ficaram muito machucados, até acertarmos a pega. Ela andava pela casa peladona, porque a região do bico estava praticamente em carne viva. Além disso, teve baixa produção de leite. Isso foi algo que pesou no emocional da Viih, porque ela queria muito amamentar, sempre quis. Então, sofria mesmo. Quando ela via outras mães nas redes sociais com produção em abundância, aquelas geladeiras cheias de mamadeiras, começava a chorar e se sentia culpada. Ela também se arrependia de ter feito duas cirurgias nos seios, ainda muito nova. A Viih colocou silicone duas vezes e fez uma tal de mastopexia e redução da auréola. Isso destruiu os canais do seio dela. Nós dois e os médicos acreditamos que essas intervenções tenham dificultado a produção de leite. Os dutos estavam destruídos. Lembro até que ela fez um vídeo na internet muito abalada, contando sobre isso. "Não coloca silicone antes de ter certeza do que você quer. Agora vejo que não é papo de mãe, é verdade", aconselhou. Ela chorava muito e se culpava por isso.

Acho que nenhum pai ou mãe consegue se livrar da culpa. Por mais que os médicos, pediatras e todos os profissionais ao redor falem "Não se culpe", a gente acaba sentindo isso. Essa é a verdade. Às vezes a gente sente culpa por sentir culpa. *Meu Deus, deixamos a nossa filha passar fome por quase um mês!*, era o que nosso olhar dizia.

Acontece que víamos o leite saindo, e a Lua sugando, mas não sabíamos que a quantidade era insuficiente. Acordávamos a Lua de madrugada para se alimentar, porque nos primeiros dias é assim mesmo, o bebê não sabe que precisa acordar para comer. Então, mesmo mamando de três em três horas, ela não estava se alimentando de forma correta. Ela botava a boca no peito, fazia o movimento de sucção, até machucava a Viih. Por causa disso, achávamos que ela estava mamando, mas, de fato, não estava como deveria. Além disso, o estomagozinho da Lua foi se desenvolvendo e crescendo, e a produção de leite da Viih não acompanhou esse crescimento. Por causa desses dois fatores, a Lua perdeu peso. Se eu já me senti preocupado e culpado como pai e como homem, imagine a Viih como mãe. Ela se sentiu ainda pior. Então, fomos em busca da solução. Recorremos ao relactador.

A *experiência com o relactador*

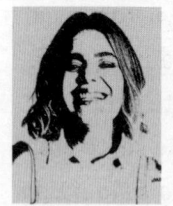

O relactador acabou sendo fundamental para que eu pudesse amamentar a Lua até os seis meses, o máximo que consegui. Mas demorei a aceitar a presença dele. Sentia que eu e o Eli evitávamos contato visual quando estávamos passando por momentos difíceis. Só nos olhávamos de canto de olho, de rabicho, aquele olhar.

Na consulta, a médica havia me instruído sobre como utilizar o relactador, um potinho que fica acoplado ao seio, com uma sonda muito fina junto ao bico. Assim, o bebê mama o leite que está no peito da mãe e complementa a mamada com o líquido que está no relactador, que pode ser o leite da própria mãe, quando ela consegue ordenhar, ou fórmula.

Primeiro, tentei ordenhar, porque eu queria muito amamentar a Lua sem precisar da fórmula. Parecia que eu seria menos mãe se não conseguisse. A médica tinha me orientado durante a consulta: "Você vai chegar em casa e tentar ordenhar. Pode ser manualmente, com a bombinha, com bomba elétrica, como quiser ou se sentir melhor. Tira o máximo de leite que conseguir e coloca no potinho, que você vai dar para ela junto com seu peito."

Quando fui ordenhar, optei por uma bomba manual, de apertar. Saíram 10 ml de leite. Pensei: *Não é possível, essa bomba deve estar ruim*. Fui correndo pedir conselho para a minha consultora de amamentação:

"Qual é a melhor bomba do mercado? Vou comprar agora mesmo", falei.

Era uma máquina elétrica. "Essa suga até sua alma", a consultora brincou. Aluguei a máquina, testamos e saíram no máximo 30 ml. Meu corpo já deveria estar produzindo mais leite. Por mais que a bebê não fosse mamar tudo, não era normal aquela produção tão baixa. A consultora de amamentação decidiu ir até a minha casa. Tentou ordenhar meu seio com a mão. Também só saíram 30 ml. Ela não me contou no dia, porque percebeu que eu estava puérpera e totalmente apavorada com tudo que envolvia a maternidade, mas essa quantidade era muito baixa. Nunca seria suficiente para alimentar a Lua. Ela disfarçou o incômodo e mandou uma mensagem para a pediatra.

No dia seguinte, recebi mensagem da médica: "Viih, sua produção de leite está muito baixa. Você vai precisar da fórmula." Mesmo que eu conseguisse ordenhar um pouco, dependendo do dia, ainda precisaria complementar meu leite com a fórmula, misturando os dois no relactador. A quantidade inicial de fórmula seriam 30 ml, durante três dias (apenas para que a Lua se adaptasse). Depois, aumentamos para 60 ml.

Não raciocinei direito depois de receber aquela informação. Achei que era uma solução pontual. Tinha a impressão de que, em algum momento, a fórmula seria retirada, que a produção baixa era apenas parte de um processo do meu corpo. Dali a pouco eu produziria mais leite. Não perdi as esperanças. Na minha cabeça, o que se passava era quase uma negação da realidade: *Tudo bem, agora preciso usar fórmula porque é uma emergência, senão a Lua vai perder muito peso. Mas ainda vou tentar de tudo para que o meu corpo produza mais leite. Não vou desistir.*

Nesse período, quando a Lua estava abaixo do peso, sentíamos um verdadeiro desespero em casa. A gente tinha medo de ela emagrecer tanto a ponto de ficar doente, precisar ser internada. Eu a via emagrecendo e tinha a sensação de que, se não desse certo, ela sumiria. Mesmo que a gente soubesse, racionalmente, que a solução estava ao nosso alcance, que era só darmos a fórmula direitinho e ela ficaria bem, a aflição não vai embora do dia para a noite. Na nossa cabeça, a solução parecia distante, o problema era urgente. Tivemos muito medo mesmo.

Passamos cerca de quinze dias nesse desespero, sem saber se ela continuava mesmo emagrecendo ou se estava recuperando o peso. Só teríamos certeza quando a levássemos à médica de novo. No retorno à pediatra, quando a Lua estava com 45 dias, soubemos que a fórmula havia funcionado. Ela havia ganhado alguns gramas, que a levaram ao peso total de pouco mais de 4 kg.

· · · · · · · · · ·

Voltamos a ter em casa uma bebê saudável. Eu e o Eli nos olhamos no consultório. Em silêncio, suspiramos de alívio.

· · · · · · · · · ·

Acho que, com o Ravi, será muito mais fácil. Provavelmente vou levar o relactador para a maternidade. Se eu não produzir muito leite, resolvo lá mesmo. Sem dramas. Quando aceitei, finalmente, meu processo individual, passei a ver a amamentação de forma muito mais leve. Aquele potinho (o relactador) foi um acessório que me trouxe esperança e salvou minha amamentação, e me vi bem feliz e imaginando a minha amamentação com ele, até onde fosse. A Lua ainda estava no meu peito, eu mantinha meu vínculo com ela. O relactador estava ali, conosco, pela saúde dela, para que ela pudesse se alimentar bem, com toda a quantidade de leite necessária. Mas ela ainda queria estar no meu peito, no meu colo. Isso era o mais importante.

Hoje me sinto mais confortável para falar sobre amamentação. Quando me perguntam: "Como é amamentar para você?", respondo sem hesitar:

"Tem um potinho junto."

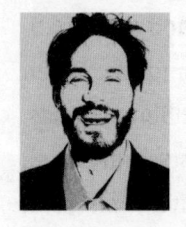

As pessoas na internet não sabem disso, mas entramos com a fórmula muito cedo, logo depois que a Lua fez um mês. Todo mundo acha que foi lá pelo quarto, quinto mês, mas não. Optamos por usar a fórmula assim que descobrimos que a Lua estava com fome, depois de uma consulta com a pediatra.

Para a Viih, ter que recorrer à fórmula foi uma espécie de morte emocional. Ela ficou tão frustrada que não queria nem revelar isso nas redes sociais. Na realidade, não há nada de errado em complementar a alimentação do bebê, mas para a Viih aquilo significava que ela era uma péssima mãe. Ela se julgava, se culpava por não ter leite.

Na cabeça dela, amamentar era a coisa mais importante do mundo. Além disso, ela não queria perder o vínculo que o momento da amamentação traz. O peito da Viih também era um aconchego para a Lua. Nas horas mais difíceis, quando ela chorava muito, só de estar perto do colo da Viih, já se sentia mais confortável. Esse foi outro motivo pelo qual o relactador foi importante. Ele faz com que a mãe não perca o momento da amamentação. Poderíamos ter optado pela mamadeira, mas por que não fizemos isso? Porque depois a Lua poderia rejeitar o peito da Viih. Existe essa possibilidade, e inicialmente a Viih não queria que isso acontecesse. Era o momento das duas.

Isso exigiu um esforço muito maior da Viih. Porque a amamentação com relactador é muito mais demorada. Com a mamadeira, em cinco ou dez minutos a Lua estaria alimentada, dependendo da velocidade com que ela sugasse o bico. Com o relactador, a Viih amamentava em uma hora e meia.

Ela passava esse tempo todo sentada, corcunda, lutando, com dor, com a Lua no colo, às vezes chorando por causa das fissuras. O bebê tem que aprender a sugar pelo tubo do relactador, então é realmente um processo demorado. Lembro que a gente passava noites em claro tentando ver se ela estava sugando mesmo. O tubo era muito fininho. Não podíamos ligar a luz, nem falar alto, para não acordar a Lua. Então, eu ficava agachado ao lado das duas, com o dedo posicionado entre a boquinha da Lua e a sonda, para tentar sentir se ela estava se alimentando. Era tudo na mímica, no silêncio.

Quando a amamentação ocorria durante o dia, lembro que a Viih colocava um episódio de *Avenida Brasil* na televisão. Foi a "novela do puerpério". Toda vez que se sentava para amamentar, colocava um capítulo. Assistimos à novela inteira de novo. Ela não queria ver filme, não queria ver série, só queria assistir a *Avenida Brasil*. A música de abertura, "Danza Kuduro", era a única que tocava lá em casa.

Além disso, fazer a ordenha demorava mais uma hora, pelo menos, e a Viih não conseguia extrair nem 10 ml de leite. Compramos uma bomba elétrica para que ela conseguisse ordenhar com maior facilidade. Não adiantou. Todo dia, era aquela frustração, mesmo usando a melhor bomba que havíamos encontrado: uma hora ordenhando, nem 10 ml no potinho. Até que, um dia, eu estava com a Lua no colo, aguardando a Viih terminar de ordenhar. Ela me mostrou o potinho: 60 ml.

Choramos juntos. Ela de alegria, e eu feliz por ver minha mulher alegre.

"É culpa minha"

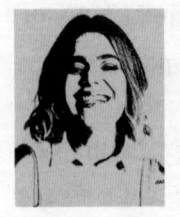

O medo de não ter leite suficiente para alimentar a Lua me apavorava. E acho que toda mãe tem esse receio, até mesmo aquelas que jorram leite. Porque a gente fica pensando todos os dias nisso. Não dá para saber quanto vai sair do peito a cada mamada. Não é que nem a mamadeira, que você enxerga o leite saindo.

Eu não sabia explicar por que minha produção de leite era baixa. Primeiro, achei que fosse por causa das cirurgias que eu havia feito nos seios. Com dezesseis anos, coloquei silicone. Depois, aos dezoito anos, fiz uma mastopexia para retirar a pele, diminuir a auréola e trocar o silicone. Foram duas cirurgias muito invasivas, enquanto meu seio ainda estava em desenvolvimento. Na época, nem parei para pensar que algum dia eu amamentaria. Se eu soubesse que depois poderia prejudicar minha produção de leite, não teria colocado silicone quando meu peito ainda estava em formação.

Além das fissuras, da alta sensibilidade e da baixa produção, a amamentação se tornou ainda mais difícil por causa da autocobrança. Eu achava que estava fazendo algo errado, não sabia se era a pega, se eu não estava me hidratando direito. Eu realmente me cobrei demais. Ficava repetindo: "É culpa minha, culpa minha, culpa minha." A pior parte da amamentação não foi a fissura, que uma hora curou, nem a baixa produção em si. O mais desafiador foi minha dificuldade de aceitar que eu não teria leite suficiente. O máximo que consegui extrair do meu seio, no auge da produção, foram cerca de 50 ml. Por muitos meses, não passavam de 40 ml. E o bebê chega a mamar de 180 ml a 210 ml por dia, então era muito pouco.

Por causa disso, sempre tive que complementar a alimentação da Lua com a fórmula. Se eu tivesse entendido desde o início que aquele era o meu cenário (amamentar com relactador e fórmula), teria sido um pouco menos doloroso. Mas não, eu tentei de tudo. Bebia chá, água, comia tâmara, tentava me acalmar. Estimulava o seio com bomba, com a boquinha dela. O tempo inteiro colocava meu seio na boca da Lua para ela ir pegando e estimulando a produção. Não deu certo.

Eu queria tirar o relactador a todo custo. Fiquei louca. Pesquisava novas maneiras de conseguir aumentar a produção de leite e tirar o relactador. Tomei remédios naturais de todo tipo. Depois, um medicamento que ajudava mães adotivas a produzir leite. Também não deu certo.

Então, encontrei um remédio que representou o limite da minha loucura. Falei para mim mesma: *Se eu tomar isso e não funcionar, acabaram minhas tentativas.* O medicamento não era prescrito para lactantes, e sim para pessoas em surto psicótico. Só que um dos efeitos colaterais era a produção de leite. Para você ter noção, havia casos em que homens sob o uso desse remédio começavam a produzir leite. Era minha última chance. Encontrei o remédio na internet e liguei para a médica:

"O que você acha? Posso tomar?"

"Viih, esse remédio é muito forte. É loucura, você pode alucinar. Difícil, mas pode acontecer. Tenta durante três dias, porque até três não vai prejudicar a Lua. Mas se nesse período sua produção de leite não aumentar em pelo menos 10 ou 20 ml, não vai dar certo. Aí você para."

Pensei: *Meu Deus, cheguei a esse ponto. Não tem como eu passar disso.* Mesmo assim, tentei. Tomei a medicação durante os três dias, e minha produção não aumentou nada. Ali percebi que era hora de aceitar minhas condições de amamentação.

Por volta dos quatro meses da Lua, meu seio começou a produzir mais leite. Não sei dizer por quê. Meu emocional começou a ficar um pouco mais estável, apesar de ainda viver o puerpério, e nesse período também passei a aceitar que a minha amamentação seria com relactador. Para sempre. Havia feito de tudo.

Tirei das costas o peso que eu mesma havia me imposto, de encontrar uma solução, de produzir mais leite, de ser a mãe perfeita. Eu fui até meu limite para conseguir amamentá-la sozinha, mas naquele momento admiti que não seria possível. Então, nesse processo de aceitação, acho que minha cabeça relaxou e, consequentemente, meu corpo passou a produzir mais leite. Mas também não foi muito mais do que antes. Nunca tive leite em abundância.

Hoje, agradeço ao potinho. Essa possibilidade fez com que meu sonho de amamentar desse certo. Minha virada de chave, que fez até a produção de leite aumentar, foi depois que parei de ver o potinho como um empecilho e algo temporário e comecei a enxergá-lo como a salvação, até onde eu conseguisse amamentar. Hoje em dia sou muito grata por isso.

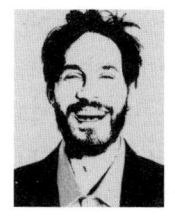

Quando não conseguia amamentar devido à falta de leite, a Viih ficava extremamente frustrada e muito triste. Vê-la desse jeito me deixava triste também, mas não frustrado, porque eu não tinha essa expectativa. Para mim, estava tudo bem: se não estava saindo leite do peito, era só complementar com a fórmula. Mas, para ela, ter que recorrer à fórmula era o fim do mundo. Eu via o quanto ficava abatida, porque queria muito amamentar. A Viih não queria desistir.

Tive dois sentimentos acompanhando os meses de amamentação. Primeiro, fiquei muito orgulhoso.

Caralho, que mulher foda que eu tenho, que mãe foda que ela é, pensava.

Porque, naquele momento, dava para ver o quanto a Viih seria (e é) uma mãe maravilhosa. Ela não queria deixar de amamentar a Lua e foi muito persistente. Ao mesmo tempo, quando eu percebia que a Viih estava chorando — e vi essa cena muitas vezes —, ficava triste, porque sabia que ela estava muito mal.

***

Durante o processo inteiro de amamentação, o que eu mantinha na minha mente era: *Preciso cuidar da Viih*. No curso de amamentação que fizemos juntos, entendi como o corpo produz leite. A mãe precisa estar bem, tanto física quanto psicologicamente. Precisa se hidratar, beber água o tempo todo. Só que, no dia a dia, a rotina do recém-nascido é muito exaustiva. No tempo que a mãe tem sem o bebê, quando não está amamentando, ela precisa descansar. Então, eu era "o cara do lanchinho": preparava os lanches da Viih porque lembro, que, na época, ela não conseguia comer qualquer coisa. Frango, por exemplo, não descia. Não sei por quê. Então, eu preparava o que ela gostava de comer. Fazia lanches para ela de madrugada, durante a amamentação. Enquanto ela amamentava, eu preparava o que a Viih ia comer e deixava pronto para se ela tivesse fome.

No caso do jantar, eu não cozinhava. Nossa cozinheira ia embora às seis horas da tarde e deixava o jantar pronto. Então, eu esquentava a comida e cortava em pedacinhos bem pequenos, pegava um banquinho e me sentava ao lado da Viih enquanto ela amamentava a Lua. Enquanto ela amamentava, por volta das sete da noite, eu a alimentava.

Acabava comendo junto. Era um garfo na boca da Viih, outro na minha. Tornou-se um momento gostoso entre nós três. Isso foi legal também.

Claro, tudo no silêncio e na escuridão, conforme a rotina da Lua pedia. Às vezes, até dava vontade de rir, mas ríamos com os olhos, para dentro. Criamos uma conexão muito grande.

Eu não me preocupava com a Lua, para ser honesto. Porque sabia que ela estava bem amparada. Além de mim e da Viih, tinha pediatra, nutricionista, uma boa rede de profissionais cuidando dela. Minha preocupação era toda com a Viih, porque ela precisava estar bem. Então, eu também era o "cara da garrafinha de água". Sempre tive esse hábito e, durante a gravidez e no pós-parto da Viih, introduzi o costume em casa também. Se fosse depender da Viih se levantar, ir até o filtro e se servir de um copo de água, a hidratação não ia rolar. Não porque ela não queria, mas porque estava exausta. Acho que as mães vão entender bem isso. Então, comecei a espalhar garrafas de água por todo o apartamento.

Até hoje, se você chegar lá em casa, vai ver duas garrafas de água grandes, de 1,5 litro, no nosso quarto: uma do meu lado da cama, outra ao lado da Viih.

***

A Viih procurou todas as soluções possíveis para continuar amamentando a Lua. Tudo o que ela via na internet, comprava. Nem me avisava. Nem sequer me perguntava o que eu achava. Eu chegava em casa e via os chás, os remédios, as pomadas para o seio, tudo o que as pessoas podem imaginar.

"Amor, que chá é esse?", eu perguntava.

"Depois te explico", ela respondia.

Sempre fiz as compras de casa. Um belo dia, bati o olho na lista. Estava escrito: tâmaras. Nós nunca comprávamos tâmaras.

"Amor, para que tâmaras?", questionei.

"Depois te explico", era tudo o que ela me falava.

Ela me fez ir até outro mercado, longe de casa, para encontrar as tâmaras. Também não me contou sobre o remédio para surto psicótico. Só descobri porque ela mesma desabafou, certo dia:

"Amor, acho que estou passando mal do remédio."

"Que remédio?"

Apesar de preocupado, eu sabia que a Viih nunca faria nada que prejudicasse a Lua. Entendo que, para ela, procurar estimular a produção de leite com o medicamento foi apenas mais uma tentativa de continuar a amamentação.

Confusão de bicos

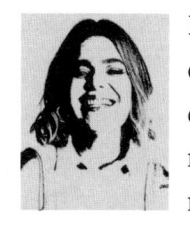

Por volta dos cinco meses e meio da Lua, comecei a introduzir a mamadeira, para que eu conseguisse trabalhar. Havia retornado ao trabalho presencial e precisava ter mais tempo na agenda. Mas, ainda assim, queria manter a amamentação no seio. Ela pegava a mamadeira só uma vez por dia. Então, no período em que eu saía de casa para trabalhar, tinha essa mamada. Passavam-se três horas, eu já estava de volta, e a próxima amamentação era no peito de novo. Porque eu sabia que se eu ficasse emendando muito a mamadeira, uma logo após a outra, poderia dar confusão de bico, que é, basicamente, a dificuldade que algumas crianças têm de continuar a se alimentar no seio depois que experimentam algum outro tipo de bico "artificial".

Só que eu não conseguiria controlar isso por muito mais tempo. Quando a Lua já estava com seis meses, recebi uma proposta para trabalhar em Paris. Era uma superoportunidade: eu visitaria a fábrica de uma empresa de cosméticos junto com outras celebridades brasileiras e representaria o Brasil como influenciadora. Nem pensei. Falei para a minha equipe:

"Eu não vou."

Não estava pronta para ficar tanto tempo longe da Lua. Eram só dois dias, mas, para mim, parecia muito mais. Não estava bem emocionalmente e aquela sensação do puerpério de ter medo de tudo ainda voltava às vezes.

Estava apegada e preocupada com a Lua, não conseguia ficar longe dela de jeito nenhum. Eu não iria e ponto.

O Eli ficou sabendo que eu havia recusado a proposta, porque tínhamos a mesma equipe comercial. Então imediatamente pensou que eu não me sentia segura de deixar a Lua sozinha com ele. Eu sabia que pensaria isso.

"Amor, eu dou conta. Pode ir. Você não pode perder essa oportunidade de trabalho", ele insistiu.

O Eli insistiu tanto para que eu fosse viajar, repetindo que eu não poderia deixar a chance passar, que me obriguei e fui. Pensei: *Ok, vou me permitir tentar. Vai que eu mesma estou enfiando na minha cabeça que estou mal, chego lá e fico bem?* Resolvi levar minha mãe junto, pois a marca permitia um acompanhante. *Tem que ser alguém que não esteja surtada como eu, além de trabalhar comigo, claro.*

Viajei a Paris a trabalho por pura pressão do Eli. Eu sei que, no fundo, ele queria que eu fizesse algo por mim, pensando no meu bem, mas, honestamente, se fosse por mim eu não iria! Ele acha que eu não queria ir por medo de deixá-lo com a Lua, mas ele não tem dimensão de que confio de olhos fechados nele com ela. Eu não queria ir por mim, não estava pronta, não estava bem. Ainda chorava por tudo, só queria minha filha e só me sentia bem do lado dela. Não queria passar aqueles dias longe da minha filha, porque eu sabia que seriam uma agonia só (e foram mesmo). Não me senti confortável na viagem, queria ir embora o tempo todo. Depois disso, aprendi a respeitar mais o que quero e minha intuição. Se não estou pronta e bem para fazer algo, eu não vou. Penso: *É melhor não, por mim.*

Ou seja, amei a oportunidade e o trabalho em si, adorei as companhias, mas odiei a viagem.

Nesses dois dias, a Lua só se alimentou na mamadeira, porque o relactador não funciona sozinho, tem que estar acoplado ao seio. Havia duas opções: copinho de leite, direto na boca, ou mamadeira. Antes de viajar, ainda tentei dar o copinho, mas ela recusou porque o fluxo do copo demorava muito mais para chegar até a boquinha dela. A mamadeira era mais parecida com o relactador. Optamos, então, por ela. Refleti: *São só dois dias, vai dar certo, a Lua vai voltar a pegar o seio quando eu retornar.*

Mas não foi assim que as coisas aconteceram.

* * *

Voltei da viagem e, na primeira mamada, quando coloquei a Lua no meu peito, ela começou a berrar. Empurrava meu seio, chorava até perder o fôlego, de uma forma que eu nunca tinha visto. Entendi tudo. Ela havia confundido o bico. A mamadeira é muito mais fácil que o seio, exige uma abertura de boca menor. A língua do bebê também tem que fazer menos força para extrair o leite. A Lua é muito inteligente. Em apenas dois dias, entendeu que a mamadeira seria mais fácil.

Ainda insisti durante duas semanas. Quando ela começava a chorar muito, dava a mamadeira, porque obviamente não a deixaria passar fome. Na mamada seguinte, tentava com o seio de novo. Ela voltava a berrar, ia até o limite dela. Aí eu voltava para a mamadeira e insistia com o peito na próxima. Foi bastante cansativo, mas eu ainda não havia desistido. Sou persistente.

Chegou ao ponto de ela encostar perto da região do meu seio e começar a chorar imediatamente. Ela já sabia: quando eu a colocava de ladinho no meu colo, era hora da amamentação. Acho que ela sabia a raiva que ia passar e nem deixava mais que eu tentasse. Começava a chorar sem nem encostar no peito.

"Ok, chegamos em outro limite. Acabou a amamentação", falei. Eu jamais forçaria algo para realizar um sonho meu que não deixaria a Lua feliz. Claramente, não estava mais fazendo bem a ela, não era mais aconchegante e prazeroso como havia sido, então parei de amamentar por ela! E sempre tudo vai ser por ela! Achei que eu ficaria muito mais triste do que de fato fiquei. No fim das contas, aceitei bem, porque sabia que havia feito de tudo. Não me culpei por ter ido na viagem. Consegui lidar bem com isso.

De alguma forma, ainda que eu tivesse aceitado o fim daquele processo, o desmame acabou tendo seu lado triste, porque eu queria amamentá-la até os dois anos, se pudesse. Eu amava amamentar, era muito gostoso. Mas também era muito exaustivo. Eu já tinha muitos trabalhos presenciais. Gravava um podcast à tarde, e, quando precisava levar a Lua, ela ficava estressada. Então, minha agenda de trabalho também já não comportava aquela rotina.

Hoje, sei que queria ter amamentado muito mais, mas está tudo bem. Saiu do meu controle. Antes de ser mãe, eu queria ter o domínio de cada detalhe que acontecia na minha vida. Depois, aprendi que, principalmente na maternidade, você vai perder o controle das coisas. Perdi, e tudo bem.

* * *

A amamentação era um sonho para mim. Assim como idealizei o parto, idealizei a amamentação, por tudo o que envolve o momento: o carinho, o vínculo com o bebê, a capacidade de a mãe conseguir alimentar seu filho com o próprio leite. Era isso que a amamentação representava para mim, além, é claro, de ser um alimento completo para a criança. Hoje, vejo o relactador como uma forma de salvação. Tanto que depois nós lançamos o nosso próprio relactador, com a marca Babytube. Ele salvou a minha amamentação, salvou o sonho que eu tinha, de amamentar. Por causa dele, consegui realizar esse sonho durante seis meses.

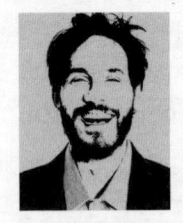

Depois da viagem a Paris, a Lua nunca mais quis saber do peito da Viih. No fim das contas, essa confusão de bico que ela fez acabou se encaixando nos planos da Viih. Ela havia me dito, logo no começo da amamentação: "Vou ficar nessa luta até os seis meses." Era uma meta, então, de certa forma, ela conseguiu.

Apesar de toda a dor, exaustão, das culpas, ela cumpriu o que havia se prometido.

Não me arrependo de tê-la incentivado a viajar, porque era uma oportunidade única de trabalho. Hoje, ela está tranquila em relação ao que aconteceu. Toda maternidade vem carregada de muita culpa, e a nossa história não foi diferente.

Era muito mais fácil pegar a mamadeira e dar na boca da Lua. Ela se alimentaria da mesma forma. Mas, para a Viih, a troca entre mãe e filha no momento da amamentação era muito importante. Ela amamentou enquanto o corpo dela aguentou e produziu leite. Revelou-se de cara a mãe maravilhosa que seria.

"*Quando aceitei, finalmente, meu processo individual, passei a ver a amamentação de forma muito mais leve.*"

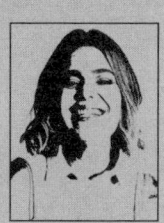

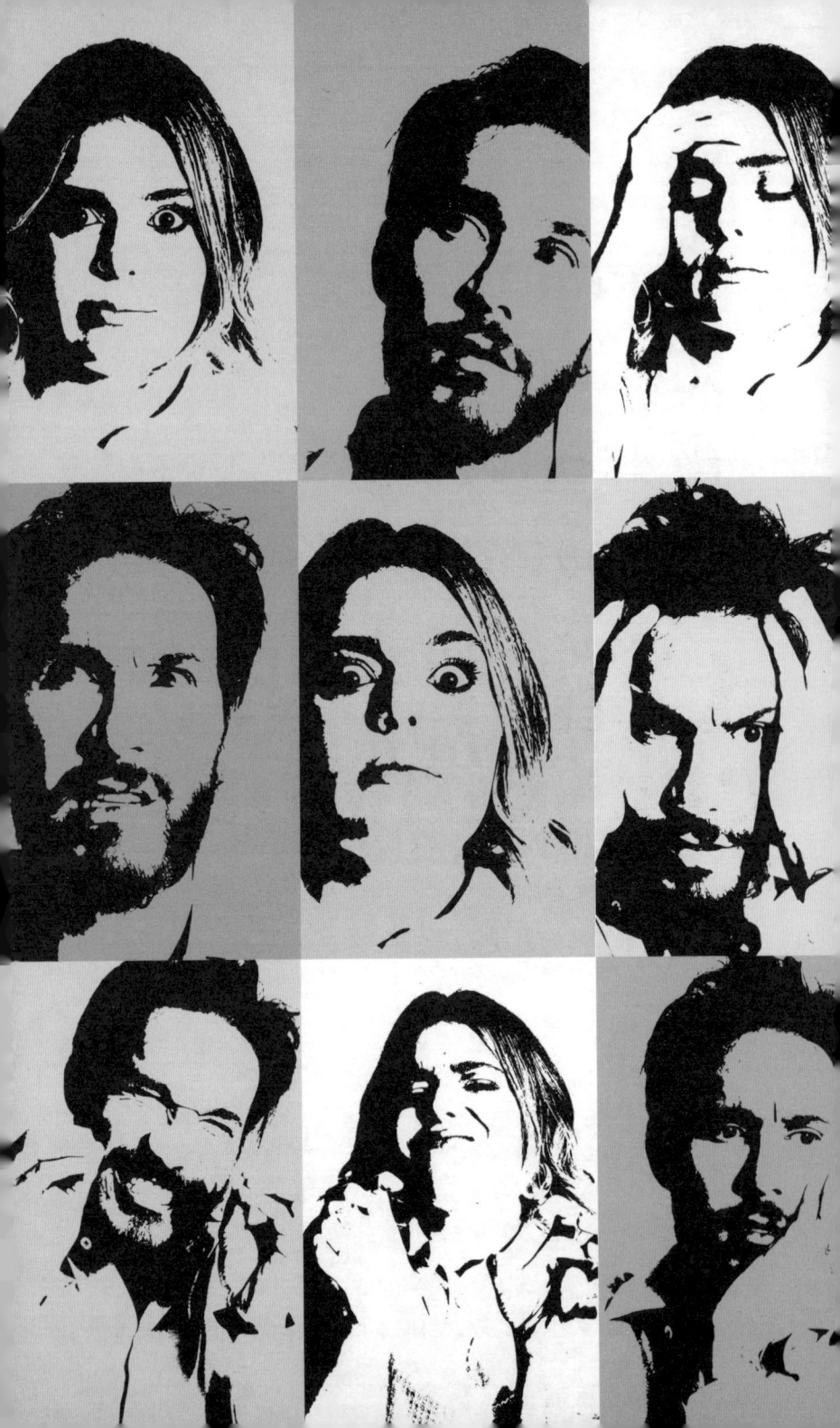

6

A curva do crescimento

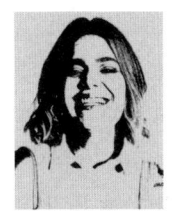

Depois do sufoco que passamos para superar a perda de peso que a Lua teve nos primeiros dois meses de vida, nossas idas à pediatra ficaram mais leves. Tínhamos conseguido! Com a ajuda do relactador e a complementação do meu leite com a fórmula, a Lua voltou a ser um bebê plenamente saudável.

Nessa época, ela passou a acompanhar a curva do crescimento, que mostra a relação entre a altura e o peso do bebê a cada mês. Antes, a Lua estava abaixo do ideal. A partir de então, passou a ganhar peso como deveria, conforme o corpinho dela se desenvolvia. Visualmente, ela estava mais cheinha, mas nem um pouco acima do peso para a idade. A pediatra ficou feliz, satisfeita. Nós também. E compartilhamos nossa alegria com nossos seguidores. Na internet, contamos que ela estava supersaudável e que estávamos contentes.

Eu pensava, aliviada: Que bom! Para quem sofreu para ganhar peso, agora ela finalmente está bem.

Dois meses depois, quando a Lua tinha por volta de cinco meses e meio, comecei a introduzir a mamadeira. A partir de então, não sabemos exatamente os motivos, ela começou a sair da curva de crescimento. Passou a ganhar mais peso que o ideal. Não acho que tenha sido só por causa da introdução da mamadeira. Podia ser alguma alteração no fluxo de leite, ou um ganho de peso motivado pelas trocas de fórmulas (trocamos a marca que a Lua tomava algumas vezes, pois ela teve gases com uma delas).

Com seis meses, iniciamos a introdução alimentar, o que pode ter contribuído para que ela ingerisse mais calorias do que precisava. Acredito que não soubemos dosar e diminuir a quantidade de leite para compensar a comida. Porque, desde a primeira vez que comeu, a Lua comeu superbem. Ela é boa de boca, então não soubemos balancear. Antes de constatarmos que ela estava acima do peso, a Lua tomava a primeira mamadeira às seis horas da manhã, quando acordava. Depois, comia uma frutinha às oito e meia, tomava mamadeira de novo às dez, tirava o cochilo e, às 11h30, almoçava. Então, o intervalo entre a alimentação com comida e a amamentação era muito pequeno. Isso sobrecarregou o metabolismo dela. Mas, claro, não fazíamos ideia. Era tudo novidade para nós.

Até que voltamos à pediatra.

Nos seis meses de vida, levamos a Lua à consulta mensal com a médica. A pediatra nos mostrou o gráfico e, apontando para as linhas, disse:

"A Lua está acima do peso."

De novo, eu e o Eli nos olhamos de rabicho de olho. Trocamos aquele mesmo olhar, de medo. Imagina a nossa cabeça nessa hora? Havíamos lutado e sofrido tanto para que a Lua acompanhasse o peso de uma criança normal, e agora ela havia ganhado mais peso do que o necessário. Parecia nossa culpa de novo. Na verdade, sentimos exatamente isso: erramos mais uma vez. Durante toda a consulta, e até depois, quando chegamos em casa, ficamos em silêncio. Não trocamos uma palavra.

Nunca contamos na internet que a Lua estava, de fato, ganhando peso em excesso. Estamos revelando isso neste livro pela primeira vez. Tivemos muito medo de sermos ainda mais atacados, porque a Lua começou a sofrer comentários gordofóbicos aos três meses de idade, ou seja, quando ainda estava saudável e dentro do peso ideal.

"Ela não tem médico, não?", "Os pais são irresponsáveis", "Tá gorda!", eram alguns dos comentários que líamos. Ouvimos de tudo. E sem motivo.

Então, quando ela de fato saiu da curva, decidimos não levar essa informação a público. Eu e o Eli resolvemos que nunca falaríamos sobre isso na internet, porque seríamos metralhados, e ela também.

Tínhamos uma preocupação mais real e urgente do que responder aos *haters*: manter a Lua saudável, fazê-la entrar na curva de crescimento de novo, dentro do que era esperado. Não conversávamos sobre nosso desconforto, mas era como se eu e o Eli nos comunicássemos por pensamento: *O que vamos fazer?*

Com as instruções da pediatra, reduzimos a quantidade de mamadas. Então, primeiro decidimos retirar as mamadas ao longo do dia, que ela usava para o cochilo. Descobri outras formas de fazer a Lua cochilar — por exemplo, andando com ela no carrinho. Mas, quando retornamos à pediatra, no mês seguinte, ela continuava ganhando peso. A curva subiu ainda mais.

Pensei: *Meu Deus! O que estamos fazendo de tão errado?*

Também tiramos da rotina o leite da tarde, entre o almoço e o jantar. Ela comia uma frutinha à tarde e, depois, jantava comida de novo. Aí sim, depois de jantar, tomava a última mamada do dia para dormir, às sete da noite. Então, ela ficou com duas mamadas ao longo do dia e três durante a madrugada.

Na ida seguinte à pediatra, a Lua havia ganhado peso de novo. *Não é possível*, eu pensava, me sentindo impotente e frustrada. A pediatra nos disse:

"Só podem ser as mamadeiras da madrugada."

Ela nos explicou que, durante a madrugada, ocorre o que se chama de "pico do desenvolvimento do bebê", então ele pode acordar para reproduzir algo que aprendeu durante o dia (por exemplo, bater palma). Quando a Lua acordava de madrugada, não era necessariamente porque estava com fome. Poderia ser apenas um reflexo de seu processo de crescimento natural.

"Pode ser que ela acorde por causa do pico de desenvolvimento e sugue o leite por ser confortável, um aconchego, mas não porque está com fome", a pediatra acrescentou.

Passamos a diluir todos os mamás da madrugada. Se antes tomava 180 ml com seis medidas de fórmula, a Lua passou a tomar 180 ml com três medidas de fórmula, uma redução pela metade. Pensei: *A Lua não vai gostar nada desse leite aguado, mas vamos tentar...*

Ela nem percebeu. Mamava tudo, até a última gota.

No retorno à pediatra, por volta dos oito meses de idade, a Lua continuava fora da curva. Foi desesperador, porque não sabíamos mais o que cortar. Ela já estava mamando muito menos do que antes.

"Será que é a comida?", perguntei à pediatra.

"Não. A partir de um ano, a comida será o principal alimento da Lua, mais do que o leite. Então, não faz sentido reduzirmos a quantidade de alimento. Se tem mais alguma coisa para reduzir, vamos diminuir mais um pouco a quantidade de leite. Não podemos cortar a comida, porque vai ser o alimento dela pelo restante da vida."

De 180 ml com três medidas, passamos para 120 ml com uma medida. Era água pura. De novo, ela nem percebeu. Então, todos os leites passaram a ser praticamente água. As únicas mamadas que mantivemos normais foram a da manhã, quando ela acordava, e a das sete da noite, antes de dormir, para sustentá-la ao máximo durante o sono e para que ela acordasse bem e alimentada. Até hoje é assim. Só esses dois mamás são os "bons". O resto é 120ml com uma medida. Fizemos tudo com a orientação da pediatra (é importante seguir orientação profissional sempre) e funcionou. Em um mês, ela entrou na curva — e entrou bonito. Lembro do desenho da curva, que a gente passou a chamar de "curva do cão". Era a maldita curva, a curva do inferno, dizíamos. Só de pensar naquele gráfico, começávamos a suar frio.

Era de praxe que a pediatra só nos mostrasse a curva do crescimento no final dos encontros, então eu e o

Eli passávamos a consulta inteira apreensivos, ansiosos. Enquanto aquele momento não chegava, tremíamos de medo, mal nos olhávamos. Era só de rabicho de olho mesmo. Aos nove meses da Lua, a pediatra nos mostrou:

"Está tudo certo. Ela voltou ao peso normal, está dentro da curva."

Só aí conseguimos nos olhar de novo. Pude sentir o suspiro profundo, de alívio, que eu e o Eli demos, como se disséssemos, pelo olhar: *Fizemos um bom trabalho.*

***

A Lua voltou para a curva de crescimento aos nove meses de idade e se mantém assim desde então. Já desapegou tanto do leite que não acorda mais três vezes durante a madrugada. Acho que ela pensa: *Vou acordar para mamar essa água horrorosa?* Então, ela acorda no máximo uma vez durante a noite, mama os 120 ml com uma dose de fórmula e dorme de novo. Depois, só vai mamar de manhã. Durante o dia, ela não pede mais leite, pois a alimentação com comida já faz parte de sua rotina.

Graças a Deus, a Lua sempre comeu superbem, de raspar o prato. Quando iniciamos a introdução alimentar, optamos por oferecer a ela o alimento amassado. Nunca quis testar o método BLW (sigla em inglês para Baby-Led Weaning, que pode ser traduzido para "desmame guiado pelo bebê"). Nessa metodologia, os pais oferecem o alimento sólido para o próprio bebê segurar, explorar e comer, mas nunca me senti confortável. Não consegui fazer, de jeito nenhum, era desesperador. Até tentei dar um brócolis, uma cenoura, uma banana, mas ela não comia, ficava brincando com o alimento. Honestamente, nunca foi um método que me atraiu. Procurei oferecer os alimentos amassados, mas mantendo a textura de cada um, para que ela aprendesse também a diferenciá-los. A nutricionista da Lua também sempre disse que era muito importante que os pais estivessem seguros com o método escolhido para a introdução. Eu sabia que o BLW estava em alta, mas não me culpei por não me sentir bem seguindo ele. Além disso, essa mesma nutricionista montou um cardápio para a Lua, muito saudável, sem sal e sem temperos em excesso, como é o recomendado. Ela foi lá em casa e nos ensinou a cozinhar os alimentos na panela a vapor, para manter todos os nutrientes necessários ao crescimento da nossa filha.

Enquanto escrevemos este livro, a Lua mama em média 600 ml de leite por dia, o que é o adequado para a idade dela. Claro, continuamos tomando todos os cuidados para que ela não ultrapasse a curva do crescimento novamente. Mas, agora, estamos muito mais tranquilos. Sabemos o que fazer, como dosar a alimentação e equilibrar os alimentos que ela consome diariamente com a quantidade de leite.

"A curva do cão" não nos assusta mais!

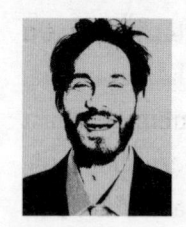

Como pais, eu e a Viih nos sentimos muito culpados em vários momentos. A culpa que carregamos quando a Lua estava abaixo do peso — aquele desespero de achar que havíamos deixado nossa filha passando fome — voltou, só que pelo motivo contrário: com seis meses, a Lua havia ganhado muito mais peso do que precisava.

Hoje vejo que isso pode acontecer com qualquer pai ou mãe, por isso estamos falando sobre o assunto de forma tão aberta pela primeira vez. Ficamos tão traumatizados com o fato de a termos deixado com fome no primeiro mês de vida que, nos meses seguintes, tudo o que fazíamos era para assegurar que isso não aconteceria de novo. Então, quando a pediatra nos mostrou o gráfico, dessa vez com peso acima do esperado, lembro que saímos atordoados da consulta. Já estávamos fragilizados por causa dos comentários que líamos na internet, e não havia o que fazer além de encarar a situação.

Outra decisão que tomamos dentro de casa para tentar fazer com que a Lua voltasse ao peso esperado foi reduzir o tempo de colo. Procurávamos colocá-la no chão para que ela tivesse gasto calórico engatinhando. No fim do dia, conversávamos:

"Hoje ela deve ter perdido peso, né? Ficou o dia inteiro engatinhando, transpirou bastante."

Ficamos paranoicos. Quando a pegávamos no colo, tentávamos adivinhar se estava mais leve:

"Ela está mais leve, né, amor? O que você acha?"

Quando eu via a Lua exausta e suada, pensava: *Graças a Deus, deve estar emagrecendo.* Perguntávamos também para a babá. Se ouvíamos como resposta "Acho que ela não engordou mais", sentíamos alívio.

Ficávamos rezando para que fosse verdade.

Aos poucos, todo o nosso esforço foi mostrando resultados. A Lua voltou a ficar dentro da curva esperada dois meses depois.

***

O momento em que a Lua ficou acima do peso foi outro fim de mundo lá em casa, porque havia uma sensação, entre mim e a Viih, que parecia quase uma espécie de luto. Olhamos um para o outro e falamos: "A internet está certa, a Lua está acima do peso mesmo. Nós é que estamos errados." Nossa cabeça estava tão fragilizada que chegamos a ter esse pensamento. Mas não é nada disso. Os ataques criminosos não tinham nada a ver com o fato de a Lua ter ficado acima da curva do crescimento. Até porque eles começaram bem antes.

E, independentemente disso, se ela estivesse fora da curva ou não, as pessoas não podiam atacar uma criança.

Os ataques

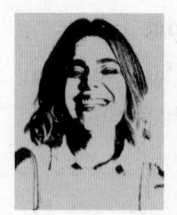

Quando começaram os ataques à aparência da Lua, consegui dividir muito bem meu papel de mãe e meu papel de influenciadora. As pessoas comentavam "Ninguém está prestando atenção nessa criança?", "Ninguém está vendo que ela está gorda?". Para mim, honestamente, entrava por um ouvido e saía pelo outro. Nunca me afetou.

O que me afetaria de verdade seria se, um dia, a pediatra me falasse: "Viih, não tem solução." Aí sim eu me sentiria a pior mãe do mundo. Mas isso nunca aconteceu. Nossa pediatra é muito calma. Ela foi achando soluções, sempre foi nossa parceira. Ela mesma passou por um período conturbado, em função dos ataques. Como eu sempre expus bastante da minha vida na internet, era natural compartilhar esses momentos na pediatra. Então ela acabou recebendo ataques de *haters* também. Só que ela é uma pediatra renomada em São Paulo, muito boa no que faz. Não se afetou de maneira mais profunda. Ela não aguentava mais os comentários, mas nunca os deixou interferir em seu trabalho. Sabia exatamente o que estava fazendo. Tanto é que deu certo.

Sou uma pessoa muito calejada. Estou acostumada, desde a adolescência, com comentários negativos na internet e já passei por vários cancelamentos. Então não senti nada. Na fase de vida em que eu estava, só pensava: *Ah, fodam-se vocês*. Minha preocupação era com o Eli. Nunca vi ele tão mal na vida. Nem quando saiu do reality e chorou no meu ombro, lá em Belo Horizonte, nem quando sofreu ataques por causa da escolha do sobrenome da Lua. Nada se comparou a quão mal ele ficou em relação aos ataques à aparência da nossa filha. Ele ficou triste mesmo, chorou todos os dias. Tinha crises de ansiedade e se tornou uma pessoa brava, grossa (não comigo, mas com os outros). Ele não tinha mais paciência com nada, com ninguém. Acho que nem ele percebeu o estado em que se encontrava, porque o Eli é uma pessoa naturalmente de bem com a vida. Sempre admirei e continuo admirando o jeito como ele lida com as pessoas. Ele costuma ser muito positivo, transmite paz; é grato por tudo, agradece muito pelas coisas que conquista. Às vezes, dá até raiva, de tão feliz e tranquilo que ele é. E, de repente, virou o oposto, grosseiro e reativo.

Fiquei bastante preocupada. Perguntava a ele o tempo inteiro: "Como você está? O que posso fazer para te ajudar? Vamos conversar..." Ele só negava, não se abria. O Eli, quando fica mal, é aquela pessoa que não quer falar muito. Nunca assume que está triste. Agora que passou, ele consegue conversar sobre o assunto, mas na época em que estava vivendo aquela tristeza, não. Ele é assim. É seu jeito de se proteger emocionalmente.

Eu me lembro de um dia em que estávamos sentados no sofá, e ele acabou sendo grosso comigo do nada. Estávamos preparando o lançamento de alguns produtos Babytube em uma loja de brinquedos, que aconteceria no domingo seguinte. Mas eu ainda não estava satisfeita com o projeto, então comentei com ele, na boa:

"Amor, acho que não devemos lançar agora, porque ainda está muito bagunçado."

Ele ficou puto na hora:

"Quer saber de uma coisa? Então não lança essa porra, não. Sai, não quero falar mais nada. Liga pro cara da loja e cancela tudo."

Foi muito estranho. Eu só queria arrumar uma solução, e ele surtou. Pensei: *Não acredito que o Eli está surtando por causa disso.* Mas logo me veio à cabeça que não era exatamente por causa do projeto. Tinha a ver com os ataques ao peso da Lua. Ele estava sob tanto estresse por conta disso que tentou descontar a raiva que sentia naquele momento.

Olhei para ele, chateada, levantei e fui para o banheiro. Enquanto eu estava no banho, ele apareceu para pedir desculpas.

"Poxa, não gostei do jeito que você falou", eu disse primeiro.

"Eu sei. Vim aqui exatamente para te pedir desculpas. Eu sei que errei..."

· · · · · · · · · ·

O Eli mal terminou de falar e desabou. Chorou muito, muito, muito. Era um choro desproporcional ao que havia acontecido.

· · · · · · · · · ·

Ali eu tive certeza de que ele não estava bem. Ele não estava chorando porque tinha sido ríspido comigo, mas porque estava mal, acumulando um sentimento de tristeza havia dias. Ter sido grosso foi só um sinal do quanto ele estava precisando colocar aquele sentimento para fora.

Nesse dia, especificamente, a Lua ainda estava dentro da curva do crescimento. Então, conversei com o Eli, tentando acalmá-lo:

"Amor, a Lua é saudável. Ela está se desenvolvendo mais rápido, crescendo. Nasceu bem, com saúde. É o que importa."

Só então ele admitiu que estava mal por causa dos ataques à nossa filha:

"Eu sei de tudo isso, mas preciso sofrer um pouco."

"Sofra o que você precisa sofrer, mas coloca na sua cabeça todas as coisas boas, que são muito maiores do que qualquer outra coisa que as pessoas falam", respondi.

Fiquei ao lado dele. E, à noite, antes de dormirmos, conversávamos muito. Eu lembrava a ele a todo o momento o quanto a Lua era saudável.

O Eli foi melhorando e, em duas semanas, ficou bem. Mas o que fez ele melhorar mesmo foi processar todo mundo. Ele montou uma equipe jurídica para coletar e printar todos os comentários que via. Processou mais de duzentas pessoas. Um dia, ele me disse: "O povo vai ficar falando da Lua e não vamos fazer nada? Agora vai doer no bolso deles."

***

A minha reação era a oposta à do Eli. Em nenhum momento liguei realmente para o que as pessoas comentavam. Nunca chorei, nunca fiquei ofendida. É claro que eu sentia que estavam ofendendo minha filha, não é que não me machucasse ou que eu não me importasse. Mas pelo fato de ela ainda não ter discernimento, nem conseguir entrar nas redes sociais, senti que ela estava protegida dessas pessoas, pelo menos por enquanto. *Não vou ficar me matando por isso, me preocupando*, pensei. Porque realmente não valia a pena. Por enquanto, ela não está se incomodando.

> No futuro, quando a Lua tiver discernimento sobre a profissão dos pais, e, se sofrer algum <u>hate</u>, vou ajudá-la, protegê-la e, principalmente, ensiná-la a se proteger.

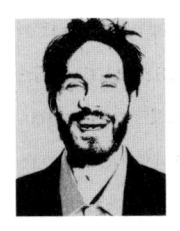

Um ponto muito importante sobre os ataques que a Lua sofreu, e que ninguém admite, é que ela só foi atacada por ser uma bebê menina. Quando um bebê menino é mais cheinho, é considerado bonito, robusto. As pessoas falam: "Nossa, que menino forte, hein?" Por outro lado, uma bebê cheinha é "obesa", "gorda", "feia". A sociedade espera que as mulheres entrem num padrão de beleza desde crianças. É um absurdo!

Se alguém me perguntasse o que mais me desestabilizou em todo esse processo — se foi a saída do reality, os ataques à minha paternidade, ou qualquer outra coisa —, nada pesou mais do que os ataques à aparência da Lua.

Quando o ódio era direcionado a mim, eu podia me defender, xingar as pessoas. Mas com ela, com um bebê, eu simplesmente não consegui me blindar. Pensava: *Em que mundo estamos vivendo? Como as pessoas têm a coragem de atacar uma criança?* Então, foi realmente doloroso.

Os ataques iniciaram por volta dos três meses de idade da Lua. Só que, em vez de xingamentos, eles começaram disfarçados de dicas. Por exemplo, alguém dizia, em um comentário: "Posso te dar uma opinião? Acho que você deveria procurar um pediatra." Ou então: "Você não acha que ela está fofinha demais?" Coisas desse tipo. Procurei amenizar a situação em uma de nossas idas à pediatra. Perguntei:

"Doutora, podemos gravar um vídeo no qual você explica que a Lua está saudável?"

Ela concordou, e no vídeo nós filmamos o gráfico com a curva do crescimento, mostrando que a Lua estava perfeitamente saudável. Ninguém deu bola. Ninguém falou nada. Ou seja: não era preocupação de verdade com a saúde da Lua.

Aquelas "dicas" incomodavam, mas no começo não tive a percepção de que eram ataques. Hoje, vejo que eram, sim. Mas até ficarem explícitos eu ignorei. Até porque, na internet, quando a gente quer que um assunto morra rápido, o ideal é não dar bola. Então, deixamos rolar e ficamos em silêncio, porque achávamos que a onda de ataques acabaria logo.

Foi totalmente diferente. Conforme a Lua crescia e postávamos as nossas fotos em família, o que para nós era natural, a quantidade de comentários aumentava. E começaram a ficar cada vez mais cruéis.

> *Quando passaram a ser agressivos, entendi que desde o começo a Lua havia sofrido <u>hate</u>.*

O nível de ódio foi se intensificando. De cheinha, foi para gorda, para obesa, depois para doente, até que alguém comentou: "Vai explodir." Outra pessoa disse: "Do que adianta nascer rica e ser obesa?" Também apareceram montagens. As pessoas pegavam uma foto da Lua e colocavam em um meme, como se ela fosse explodir.

Não aguentei mais. Eu já havia gravado um vídeo de boa, com a pediatra, mostrando que a Lua não estava acima do peso. As pessoas ignoraram. Então estourei. Gravei um segundo vídeo, e dessa vez não fui nada simpático. Mandei as pessoas tomarem no c*, com todas as letras. "Parem de falar mal da minha filha, não preciso provar para ninguém que ela está saudável", falei. E xinguei mesmo. Esse segundo vídeo viralizou, né? A internet gosta de polêmica. Ali entendi definitivamente que as pessoas que falavam sobre a saúde da Lua não estavam realmente preocupadas com ela. Estavam apenas colocando o que tinham de ruim para fora, mascarando um ataque em forma de preocupação.

Um pouco depois disso, a Viih gravou um story contando que a Lua já tinha R$ 1 milhão na conta, das publicidades que faz. Não mexemos na grana: todo o dinheiro que a Lua ganha em trabalhos dos quais participa vai para uma conta no nome dela. O vídeo sobre o "R$ 1 milhão", na minha opinião, potencializou os ataques, porque as pessoas que nos atacaram são amarguradas. Elas projetam suas frustrações pessoais no outro. As pessoas comentavam: "O bebê já tem um milhão? Eles já estão ricos assim? Então merecem ouvir mesmo." Era como se elas tentassem nos punir por termos dinheiro. Um comentário que me pegou muito, e que não consigo repetir sem começar a chorar, foi: "Se já tem R$ 1 milhão na conta, dá para fazer várias bariátricas quando ficar grande."

***

No fim de outubro, fizemos uma foto de Halloween em família. Eu e a Viih estamos ao redor da Lua, e ela aparece sentada. Tem uns furinhos de celulite na coxa dela. Lembro que, antes de postar a imagem, disse para a Viih: "Vou passar um Photoshop na perna da Lua, porque tenho certeza de que vão atacá-la." Eu já estava com esse sentimento. Mas acabamos não aplicando o Photoshop e postamos daquele jeito que estava mesmo. Não deu outra. Choveram comentários de ódio. Foi o estopim.

Liguei para nossa assessoria jurídica e perguntei o que poderíamos fazer, que tipo de medida judicial caberia naquele caso. Porque, até então, a sensação que eu tinha é de que não podia fazer nada para proteger a minha filha. "As pessoas podem xingar, atacar, e fica por isso mesmo?", questionei. A equipe jurídica fez pesquisas e retornou com algumas opções do que poderíamos fazer. Concordei.

Assim que tomei a decisão de recorrer à Justiça, contratei uma equipe de cinco integrantes só para printar os comentários daquela foto. Processamos 220 pessoas. E não eram bots, eram usuários reais. Fiz um vídeo para nossos seguidores, mas pensando também nas outras pessoas que passam por situações semelhantes, explicando os motivos pelos quais havia tomado aquela decisão. "Podemos, sim, fazer alguma coisa. Vamos iniciar um movimento, porque se, realmente, ninguém nunca tomar uma atitude, as pessoas seguirão cometendo esses crimes e vão sair impunes", falei.

A internet cria uma falsa sensação nas pessoas de que elas podem dizer qualquer coisa e ficarão impunes. Não é bem assim. Nosso país ainda tem pouquíssimas leis sobre direito digital, então é difícil e demorado, mas dá para fazer. Pensei: *Como homem, pai da Lua e influencer, preciso dar um jeito de fazer a minha parte, para mostrar às pessoas que é possível se proteger.* Porque não passamos sozinhos por isso. Nossa fama intensifica a atenção que recebemos, mas qualquer pessoa pode ser atacada na internet. Então também foi uma forma de encorajar os seguidores que possam se ver diante de uma situação parecida.

Esse terceiro vídeo também viralizou, e fomos chamados para uma reportagem no *Fantástico*. Depois que o programa foi ao ar, no domingo, os ataques diminuíram. Inclusive, os perfis que estávamos processando foram apagados. Só que temos tudo registrado. Algumas pessoas também apagaram comentários. Quando perceberam que eu iria até o fim com o processo, os ataques reduziram.

Hoje em dia, os *haters* têm medo de fazer comentários, porque sabem que estou processando muita gente.

***

Minha atitude de mobilizar tantas pessoas e transformar esse assunto num grande debate foi justamente pensando no que a Lua pode encontrar quando crescer e tiver algum discernimento. Hoje, ela não sabe. Mas a internet seguirá existindo. Talvez ela passe a entender o que aconteceu, e quero que ela tenha certeza, caso veja os comentários, de que o pai e a mãe fizeram tudo para que os ataques acabassem. Ela terá acesso à informação, vai provavelmente saber o que ocorreu, mas também terá a certeza de que ficamos ao seu lado. Brigamos com o mundo para protegê-la.

Além disso, eu tinha em mente que os comentários precisavam acabar logo. Porque eu não quero que a Lua cresça achando que não pode colocar um biquíni porque vão chamá-la de gorda. Ou que deixe de comer porque vai engordar, influenciada pelo ódio alheio. Não quero que minha filha viva uma infância na qual tenha que ouvir comentários a colocando dentro de um padrão. Então preciso frear isso hoje.

Ela nasceu com a fama nas costas. Não pediu para ser famosa, mas os pais dela são. Tudo que fazemos tem grande repercussão. Ela não pode pagar por isso. Mesmo sendo apenas uma bebê, é reconhecida por qualquer pessoa na rua. Quando ela crescer, não poderemos blindá-la de acessar a internet ou as redes sociais, até porque trabalhamos com isso. Seria até hipócrita da nossa parte. O que eu desejo, e vou fazer de tudo para que aconteça, é que a Lua cresça sabendo que pode ter a aparência que quiser e ser quem ela quiser, do jeito que quiser.

COM A PALAVRA:
DRA. PAULA JI WON WOO GUGLIELMETTI, PEDIATRA DA LUA

Afinal, o que é a curva de crescimento?

Quando se fala em curva de crescimento, é importante observar que há vários tipos de curva. Em geral, são baseadas em estudos que avaliam um número representativo de crianças, medindo sua estatura, perímetro encefálico e peso, de acordo com cada idade, para se chegar a uma média de valores-padrão para cada fase do desenvolvimento do bebê. No consultório, uso a curva da Organização Mundial da Saúde, cujos estudos foram realizados com crianças dos mais diversos países — o que reflete a realidade brasileira, pois somos uma população miscigenada.

Além disso, há um segundo ponto fundamental: a curva de crescimento é uma aliada do pediatra, junto com o exame físico e a avaliação clínica, para saber se está tudo bem com a criança. Ela, porém, não é um dado absoluto. Muitos pais se preocupam em buscar a "média" ou uma "normalidade" dentro da curva, mas o mais importante é que o bebê mantenha uma curva saudável dentro de seu perfil genético. Por exemplo, naturalmente se espera que uma criança mais alta tenha um peso maior quando comparada a uma criança baixinha, que terá menos peso.

Também acontece, com certa frequência, de as crianças fugirem um pouco da curva, principalmente no começo da amamentação, que é um momento de dificuldade (o período mais difícil de adaptação costuma ser no primeiro mês ou aos 45 dias de idade da criança). Nessa fase, pode acontecer de o bebê ficar abaixo do peso esperado na curva, como foi o caso da Lua. Depois, uma vez que esse processo da amamentação se estabiliza, a criança volta a ganhar peso. Ou, mais adiante, em bebês de até seis meses, que ainda não são muito ativos (não caminham, não correm), o gasto energético é menor. Então, tendem a dar uma subidinha na curva.

A Lua sempre foi uma criança forte, o que não quer dizer que estava obesa. Foi bem difícil para a Viih e o Eli ouvirem os comentários maldosos, e tenho muita gratidão pela confiança deles no meu trabalho, porque poderiam ter buscado uma segunda ou terceira opinião. Conheço muitos pais e mães que, por escutarem comentários inoportunos, não apenas relacionados ao peso e ao crescimento, acabaram buscando inúmeros médicos, intervenções desnecessárias e medicamentos que, depois, levaram a reações adversas. A Viih e o Eli tiveram bom senso suficiente para confiar que estávamos no caminho certo, e olha como a Lua está: supersaudável. Na parte motora, nunca teve atrasos; no desenvolvimento da fala, tem um repertório de vocabulário grande, se comunica e se expressa muito bem. Passou por todos os marcos que se espera de um bebê saudável. A Lua é uma criança extremamente bem desenvolvida.

> *Se alguém me perguntasse o que mais me desestabilizou em todo esse processo — se foi a saída do reality, os ataques à minha paternidade, ou qualquer outra coisa —, nada pesou mais do que os ataques à aparência da Lua.*

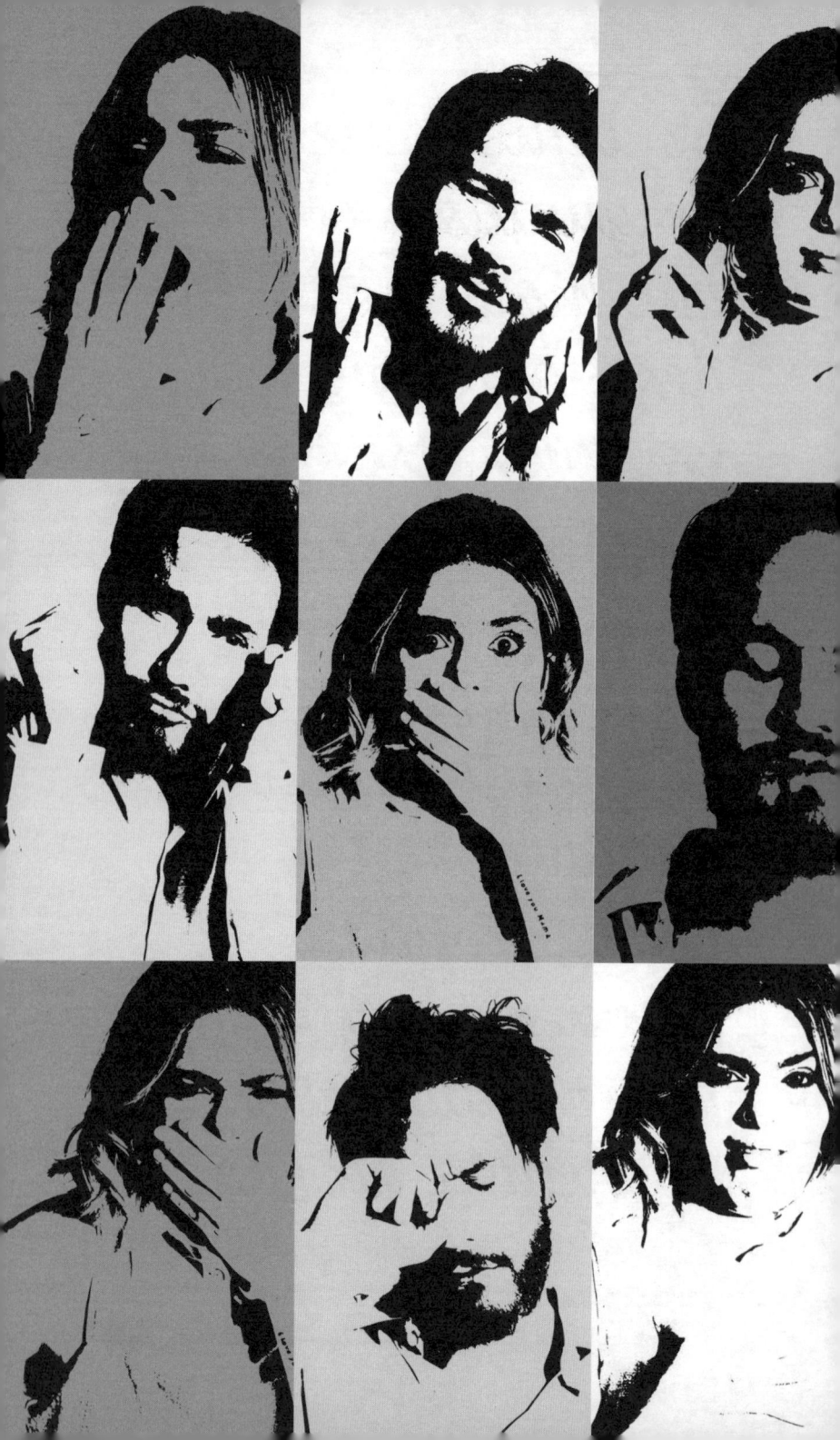

Como lidar com a cólica?

7

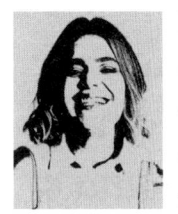

Eu já tinha ouvido falar que o bebê começa a sentir cólica a partir dos quinze dias de vida. Dito e feito: exatamente na data em que completou quinze dias, a Lua começou a ter cólicas — que foram diárias até os dois meses de idade. Sua cólica era muito forte e a deixava desconfortável, chorando demais, inconsolável. Acontecia sempre no "horário da bruxa", ao fim da tarde, quando os recém-nascidos costumam chorar mais. Não sei se é verdade ou mito, mas a cólica da Lua aparecia pontualmente. A partir das seis, ela começava a sentir dores muito fortes, todas as noites.

Eu sabia que se tratava de cólica também pela reação corporal da Lua. Ela começava a berrar, fechava a mãozinha e se virava, em curva, provavelmente tentando amenizar a dor. O rosto ficava todo vermelho, e ela franzia a testinha, como se estivesse brava. Além disso, em questão de dias eu já sabia diferenciar seus choros. O choro da cólica é muito mais desesperador, como se ela estivesse gritando, berrando. É um choro estridente, que não tem hora para terminar. Antes de a Lua nascer, eu pensava: *Será que vou saber quando ela estiver com cólica?* Sim, eu soube de cara. Acho que o instinto de mãe me fez identificar esse choro específico muito rapidamente. Mesmo depois que passava, eu não esquecia o som. Ficava preso na minha mente, rodando e rodando, por horas e horas.

> *Em um dia de crise, ela chegava a chorar das sete da noite às quatro da manhã. Imagina o meu desespero!*

Além disso, havia a pressão de achar que a culpa era minha, principalmente quando alguém falava que as cólicas poderiam surgir por causa da minha alimentação. Parei de comer derivados de leite, feijão, brócolis e qualquer coisa que qualquer estranho falasse na internet que poderia dar cólica. As pessoas reparavam nos meus pratos, que às vezes apareciam no fundo de algum story, por exemplo, e comentavam "Ela está com cólica? Também! Você está comendo brócolis", embora a pediatra tivesse deixado claro que não era por isso. Era apenas um processo do intestino imaturo da Lua, ainda em desenvolvimento.

Então, fui atrás de respostas para a pergunta que toda mãe faz nessa hora: o que fazer para acalmá-la? Recorri a todas as alternativas possíveis: compressa quente, massagem, medicamentos naturais, medicamentos indicados pela pediatra, movimentos com as pernas da Lua e posição de higiene natural, que a ajudava a fazer cocô. Por volta dos dois meses de idade, a Lua teve uma grande crise, que durou o dia inteiro. Acho que, naquele dia, apliquei cada um dos métodos que havia aprendido.

Comecei colocando uma compressa morna — uma almofada pequena de camomila, macia e aquecida — na barriguinha dela, sempre que estava no meu colo ou deitada. Super indico essa almofadinha, porque ajuda muito mesmo! Além de trazer mais conforto, contribui para acalmar o bebê. Só que apenas usar a almofadinha não funcionou. Então, de tempos em tempos, ao longo do dia, deitava a Lua na cama e fazia o movimento da bicicletinha: segurava-a pelos pés e empurrava suavemente, indo e voltando. Esse exercício ajudava a Lua a soltar os gases que a incomodavam. Enquanto a massageava, colocava um som de água saindo pela torneira no aplicativo que usávamos para fazê-la dormir (o mesmo do ruído branco). A Lua adorava esse barulho, ajudava a relaxar. Mas, naquela crise, nem isso funcionou.

À noite, já desesperada porque a Lua havia passado o dia inteiro chorando, liguei para a pediatra, porque não sabia mais o que fazer. Ter uma rede de apoio é ótimo nessas horas, porque, sinceramente, eu havia chegado num ponto em que nada do que estava fazendo resolvia a situação.

"Viih, faz um chá de camomila, passa as flores em uma peneira para extrair apenas o líquido e espera esfriar um pouquinho, mantendo a temperatura ainda morna. Depois, coloca esse chá dentro de um ofurô e dá banho na Lua com ele", a pediatra recomendou.

Ela explicou que não se trata de um banho de higiene, mas sim um banho de relaxamento. Eu não tinha ofurô (depois comprei), então tive que dar o banho dentro do balde mesmo. O que o desespero não faz, né? Preparei o chá e fomos nós três para o banheiro: eu, a Lua e o balde. Me sentei no chão, posicionei o balde à minha frente e a coloquei devagarinho dentro, sentadinha, segurando-a pelos braços. Ela começou o banho muito incomodada, mas depois, aos poucos, passou a se acalmar. Percebi também que a barriga foi ficando mais molinha, e ela conseguiu relaxar um pouco. Depois, dei o banho normal nela, de todos os dias. A água de camomila foi uma ótima dica, e consegui acalmá-la durante alguns minutos. Mas não durou muito tempo.

Desesperada, recorri à medicação, também recomendada pela pediatra, claro. Como eu já tinha tentado todas as alternativas possíveis e nenhuma havia aliviado as cólicas, decidi dar o remédio (que não vou citar aqui porque é importante que cada mãe consulte a própria pediatra). Depois disso, medicada e com a compressa térmica na barriga, a Lua se aconchegou no meu colo. Percebi que ela não estava totalmente relaxada, mas aparentemente a dor forte havia passado.

Finalmente, ela conseguiu dormir.

***

Depois desse dia, a Lua também teve outras crises, e, aos poucos, fui aprendendo novas maneiras de suavizar a cólica. Contratamos uma profissional que aplicou um laser na barriguinha da Lua, que a acalmava. Em uma outra crise, o sling ajudou. Coloquei a compressa de camomila morna entre meu corpo e a barriga da Lua e a amarrei junto ao meu peito, dentro do sling. Ela até dormiu depois de um tempo! Nesse momento, percebi que colo também funciona muito, pois ela ficou mais relaxada e isso aos poucos fez a cólica passar.

Outra dica: quando apareciam só gases ou uma dor menos intensa, eu segurava a Lua nos meus braços e a colocava em uma posição como se estivesse sentada, com as costas retinhas e os pés esticados. Depois, segurava o pezinho dela. Isso também a ajudava a soltar os gases, e ela relaxava bastante. Também funciona balançar o bebê, ninando-o de barriga para baixo, com a barriga na sua mão, como se estivesse "voando". É infalível. Vale ainda tentar fazer o "charutinho", que é quando você embrulha o bebê em uma mantinha ou cueiro. Isso ajuda porque ele se sente tranquilo.

Aprendemos a massagem Shantala, que também ajuda a aliviar cólicas e gases. É superfácil de fazer e há vários vídeos na internet ensinando. Deitávamos a Lua de bruços na cama e, com a ajuda de um óleo natural, fazíamos carinho nas pernas, nos braços, na barriga. De forma muito suave, claro, afinal ela é um bebê. O mais legal dessa técnica é que também ajuda a criar um vínculo afetivo entre os pais e a criança. Eu adorava ter esses momentos com a Lua, porque também fortaleciam nossa conexão.

O combo perfeito para fazer passar a cólica era assim: a primeira tentativa, antes de qualquer outra, era colocar a Lua de barriga para baixo, com a barriga na minha mão, envolvida num cueiro como um charutinho, balançando, ouvindo o ruído branco e olhando (eu e ela) para uma parede branca. Tudo isso com a luz baixa. Em três minutos, ela dormia. Se isso não a acalmasse, era sinal de cólica muito forte, então a próxima tentativa seria a bolsinha morna na barriga. Depois, o banho de camomila e, por último, o remédio.

Até passar, eu sabia que precisaria ter calma a cada crise. Aos três meses da Lua, as cólicas ficaram mais espaçadas, apareciam dia sim, dia não. Depois, aos quatro meses, cessaram de vez. Ainda bem.

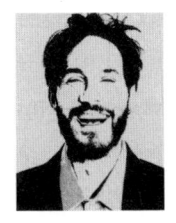

Ao mesmo tempo que sabíamos que a cólica é normal em recém-nascidos e passaria, quando aconteceu conosco parecia que nunca sairíamos daquela fase. A Viih foi incansável ao buscar soluções. Assim como fez para aumentar a produção de leite, pesquisou todas as alternativas possíveis para que a cólica da Lua passasse. Na internet, conversou com outras mães para saber o que elas faziam, foi atrás de mandingas, posições confortáveis, compressas... Testamos de tudo, e a cólica da Lua não passava.

Comecei a aplicar uma técnica que vi na internet. Sentava no sofá e, por ter o corpo mais largo que o da Viih, conseguia colocar a Lua no meu colo e, com apenas um braço, a segurava. Depois, dobrava o corpinho dela todo, com bastante cuidado, para acomodá-la na posição fetal. Isso ajudava a aliviar as cólicas porque pressionava a barriguinha dela, e então ela conseguia soltar os gases. Nos momentos em que ela estava gritando muito de dor, quem conseguia acalmá-la no colo era eu, principalmente à noite, de madrugada. Permanecia alguns minutos com ela nessa posição, até que ela se acalmasse ou pelo menos relaxasse um pouco.

Em algumas madrugadas, porém, só a minha presença não era suficiente. A Lua berrava, berrava, berrava. Eu a levava para a sala, para a que a Viih conseguisse dormir. Mas havia noites em que precisava acordá-la. Quando a Lua encontrava o colo da mãe, se acalmava. Parecia que alguma mágica acontecia entre as duas.

A posição de higiene

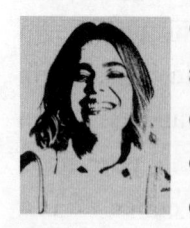

Quando a Lua iniciou a complementação alimentar com a fórmula, eu percebia que ela demorava muito para fazer cocô, cerca de dois dias, e achei que ela pudesse ter desenvolvido APLV, um tipo de alergia alimentar que os bebês podem ter em reação às proteínas do leite. Mas não era o caso. Descobrimos, mais tarde, que ela não estava digerindo bem a fórmula porque o leite não era hidrolisado. Então, a digestão demorava mais, e a Lua ainda tinha um intestino muito imaturo. Além de trocarmos a fórmula, passamos a fazer com ela a posição natural de higiene.

Eu e o Eli fazíamos a posição juntos, porque exige a presença de duas pessoas. Um de nós dois a segurava sentadinha, sem roupa, em cima da pia. E era na pia do banheiro mesmo, porque chega um momento da maternidade em que você não tem mais nojo de nada. O outro molhava um algodão, com água morna, e passava no bumbum da Lua, sem força. Não precisa fazer pressão, é só deixar o bumbum do bebê exposto, em cima de algum lugar onde ele possa evacuar, e passar o algodão, de forma bem leve. Só assim a Lua conseguia fazer cocô. Lembro que, quando finalmente saía, era um cocô verde. Parecia que estava dentro do corpinho dela havia dias!

A Lua sofreu com gases e com a dificuldade de fazer cocô até os cinco meses, pelo menos. Ela só começou a evacuar normalmente a partir dessa idade. Então, até lá, nossa rotina diária incluía fazer a posição natural de higiene antes das sete da noite, quando iniciávamos a rotina de sono. Às vezes, se ela estivesse muito incomodada, também fazíamos à tarde. Assim que ela fazia cocô, passava a dormir mais tranquila também. Depois, com o intestino mais desenvolvido, ela se acostumou com a fórmula e com a amamentação, e as crises passaram.

O que eu tinha, ao ver a Lua com dor e não conseguir amenizar seu sofrimento, era uma sensação de perda de controle. Acho que foi o sentimento predominante na minha gestação, nos momentos mais difíceis do puerpério e nas crises de cólica da Lua. Imagino que outras mães sintam o mesmo. Por mais que eu colocasse as compressas, fizesse banhos relaxantes e tentasse de tudo, a sensação de impotência permanecia. Uma mãe com quem falei nas redes sociais disse: "Para a cólica passar, o jeito é esperar e dar carinho."

No mesmo instante, percebi: *Caramba, é verdade!*

A única coisa que realmente funcionava, nas horas mais críticas, era carinho e paciência. Não podia ficar ansiosa. E, claro, eu procurava aceitar aquela fase e me manter disponível para a Lua, revezando com alguém — às vezes o Eli, às vezes minha mãe —, porque é realmente cansativo. A verdade é que não adianta brigar com a cólica, e hoje sei disso. Com o Ravi, vou sofrer muito menos, tenho certeza.

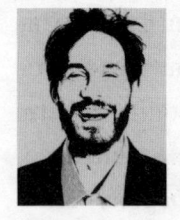

Além da cólica e do intestino preso, desconfiamos que a Lua poderia estar com refluxo. Certo dia, por volta dos dois meses de idade, ela começou a ter uma crise de choro muito forte. Gritava muito, e, num primeiro momento, pensamos que era de dor, por causa da cólica. Só que ela também jogava o pescoço para trás, o que fez a gente estranhar. A Viih então filmou a reação da Lua e enviou o vídeo para nossa pediatra, que, ao assistir, nos alertou:

"Viih, acho que não é cólica. Pode ser refluxo."

Não fazíamos ideia de que ela poderia ter esse problema porque, na minha cabeça, o leite teria que voltar, e a Lua não chegava a regurgitar. Na verdade, eu e a Viih não chegamos a um acordo sobre essa questão. Sabe quando um acha uma coisa e outro acha outra? Teve essa dúvida lá em casa. A Lua chegou a tomar remédio para refluxo, receitado pela pediatra, e na minha concepção ela foi melhorando aos poucos. Acredito que ela tenha tido os dois: cólica e refluxo. A Viih, por sua vez, acha que foi apenas cólica.

***

A fase das cólicas pesadas aconteceu até o quarto mês. E, infelizmente, só consegui entender cada choro da Lua no mês seguinte, depois de observá-la muito e conhecê-la, por mais que tivesse me preparado para a paternidade. Esse foi um momento de muita aflição para mim, pessoalmente.

Como pai, era difícil diferenciar os choros da Lua. E eu observava a Viih acertando cada choro. Não sei se era o instinto de mãe. A Lua começava a chorar, podia até estar em outro cômodo da casa, e a Viih cravava, certeira:

"É fome."

"É sono."

"É cólica."

Isso me incomodava demais, porque eu queria ajudar, mas não sabia exatamente qual era o problema. Ficava desapontado por não ter a mesma habilidade, por não saber identificar o motivo pelo qual a Lua chorava em cada momento do dia. Acho que este era meu principal sentimento como pai nessa fase das cólicas intensas: frustração. Durante muito tempo, a Lua se sentia muito mais acolhida no colo da Viih, com o cheiro da Viih, o cheiro do leite. Levei um tempo para entender.

> *Acho que todo pai passa por isso, em alguns momentos somos coadjuvantes mesmo.*

Só me senti melhor quando, depois de observar muito (e de errar bastante), finalmente passei a acertar e contribuir mais para o bem-estar da minha filha.

DICAS PARA CÓLICAS

- Compressa morna da bolsinha de ervas na barriga
- Posição de higiene natural
- Ruído branco
- Balanço no colo
- Deixar barriga com barriga (a barriga do bebê em contato com a barriga da mãe)
- Banho de camomila no ofurô
- Medicamentos recomendados pela pediatra
- Balançar com o bebê virado de barriga pra baixo, com a barriga na sua mão (infalível)
- Cuidar da alimentação
- Charutinho
- Massagem Shantala
- Sling

Confira o vídeo com dicas!

"Antes de a Lua nascer, eu pensava: Será que vou saber quando ela estiver com cólica? Sim, eu soube de cara. Acho que o instinto de mãe me fez identificar esse choro específico muito rapidamente."

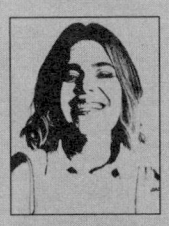

Assaduras: nosso protocolo de cuidados

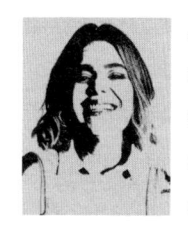

A Lua é uma bebê com a pele extremamente sensível, mas não tínhamos como saber disso logo que ela nasceu. Aos poucos, fui conseguindo notar essa sensibilidade em alguns momentos. Mas era apenas uma intuição de mãe. Percebia, desde o primeiro mês de idade, que ela desenvolvia assaduras muito rápido, mais do que o normal para um bebê naquela fase. Fazia xixi, e, se não trocássemos a fralda em dez minutos, no máximo, sua pele reagia, ficava vermelhinha. Se esperássemos meia hora, já apareciam sinais de assadura. Então, qualquer xixi acumulado na fralda, ainda que em pouca quantidade e por pouco tempo, poderia causar uma assadura feia, grave. Por causa disso, lidar com as assaduras da Lua foi tão desafiador quanto tentar aliviar suas cólicas.

Houve uma madrugada que nos marcou muito, porque a pele da Lua ficou em carne viva. Ela estava com quase dois meses. Quando tiramos a fralda, perto do horário do banho, toda a sua região íntima estava vermelha, descascando, como se estivesse queimada. Havia pontos da pele muito avermelhados. A cena era desesperadora, e a Lua, sentindo a pele queimar, não parava de chorar.

Nessa noite, eu e o Eli voltamos a sentir uma grande culpa. Acho que esse sentimento nunca nos abandonou, na verdade. A cada novo desafio como pais, nos sentíamos extremamente culpados pelo que a Lua passava, ainda que em algumas situações as circunstâncias fugissem do nosso controle. Pensávamos: *Poxa, será que somos nós o problema? Não estamos cuidando direito? Será que não estamos trocando a fralda no tempo certo? Estamos demorando demais? Ou não estamos usando a pomada correta?*

"Será que não estamos nos dedicando o suficiente?"

Naquela noite, decidimos tentar deixá-la sem fralda para ver se as assaduras melhoravam. No fundo, não havia alternativa. A pele da Lua precisava respirar. Se abafássemos a região íntima dela com a fralda ou qualquer outro pano, tecido, roupa, o que fosse, ela sofreria ainda mais.

Abri um espaço na nossa cama para que a Lua ficasse confortável. Deixei-a peladinha, sem fralda, sem nada, fazendo cocô e xixi à vontade. Colocamos um tapete higiênico, uma fralda de algodão e a fralda descartável escancarada, sem encostar na região íntima, só forrando a parte do bumbum, para que a gente apenas precisasse retirar a fralda de baixo da Lua caso ela fizesse cocô. Montamos um ninho, com uma cobertinha por cima para que ela não passasse frio, mas também ficasse à vontade. Era cocô e xixi para todo lado! Toda vez que a Lua fazia cocô ou xixi, trocávamos a fralda. Deixamos ela deitadinha assim, no meio da nossa cama. Foram mais de doze horas, madrugada adentro, limpando cocô e xixi, tirando a fralda, trocando por outra, repetindo o processo a cada vez que ela precisava ser higienizada. Eu estava exausta, mas, naquele momento, só pensava em deixar a pele da Lua respirar. De tempos em tempos, eu a pegava no colo e colocava no meu peito, porque isso também a ajudava a se acalmar.

Depois de doze horas de angústia, entre muitas fraldas sujas, cansaço e paciência, a pele da Lua foi melhorando. O que não passou tão rápido foi nosso sentimento de culpa. Desde então, criamos um protocolo de cuidados para que aquele dia nunca mais se repetisse.

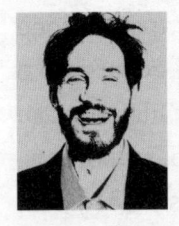

Lembro que estávamos em casa em um fim de semana, e a Lua começou a gritar muito. Quando fomos trocar a fralda dela, levamos um susto. Estava muito assada. O visual era chocante, a pele estava toda em carne viva. Entramos em desespero, até porque não sabíamos exatamente o que usar para que a assadura melhorasse logo. Cometemos alguns erros naquele dia... Por exemplo, usávamos uma pomada que, depois descobrimos, servia apenas para prevenção de assaduras. Depois que a pele já estava comprometida, não adiantava mais. Estava piorando a situação.

No desespero, vendo que nada fazia passar a assadura, chamamos nossa consultora para aplicar laser na pele da Lua, porque fazia cicatrizar mais rápido. Ficamos muito gratos a ela, tenho até hoje esse sentimento de gratidão. Nós a tiramos de casa, em Guarulhos, em pleno domingo! Ela chegou super-rápido e logo fez o procedimento. Melhorou um pouco, mas ainda assim a Lua estava muito incomodada.

A consultora, então, falou para tirarmos a fralda da Lua para tentarmos resolver a situação. Na realidade, ela nem conseguia ficar de fralda. Colocávamos a fralda, e ela começava a gritar. Passou um dia inteiro sem fralda, fazendo cocô e xixi livremente. A gente não via outra solução. Montamos um espaço na nossa cama para que ela ficasse peladinha. Forramos, colocamos a Lua ali, o mais confortável possível, e a deixamos sem roupa, sem nada. Naquele estágio, se abafássemos a pele da Lua, ela sofreria muito. Já estava com muita dor e poderia piorar.

Então, ela fazia xixi e cocô para tudo quanto era lado, até no nosso colo... Ficamos cagados e mijados, porque passamos aquele dia inteiro sem colocar fralda na Lua (e, depois da aplicação do laser, a madrugada inteira também). Foi uma noite caótica.

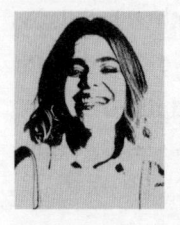

Depois da madrugada caótica que vivemos, tentando amenizar as assaduras da Lua, passei a ter uma nova obsessão: toda hora checava sua fralda. Não podia lidar com a hipótese de que a pele dela chegasse naquele estado novamente.

Com ajuda da dermatologista, criamos um protocolo contra assaduras para cuidar da pele da Lua. Adquiri o hábito de lavar o bumbum da Lua sempre na água corrente. Depois que ela faz cocô ou xixi, higienizo sua região íntima dessa maneira, nunca com papel, lencinho, nada disso. Água corrente é muito mais higiênico e ajuda a evitar as assaduras. Não gosto de usar lenços umedecidos, prefiro algodão umedecido com água morna.

Também procuro deixar a pele dela sempre bem sequinha antes de passar qualquer pomada. Depois de lavá-la em água corrente, uso um paninho de algodão, que reservei só para essa finalidade, e, de forma bem suave, passo em sua pele.

Em relação às pomadas, testamos praticamente todos os tipos, até encontrarmos aquela que a pele da Lua aceita melhor. O que mais funcionou, na realidade, foi uma misturinha que inclui a pomada da assadura, óleo de girassol e maisena. Misturo bem os três ingredientes e coloco em um pote hermético, bem fechado. Quando saio de casa com a Lua, levo a mistura em um pote menor, com uma espátula esterilizada. Uso a espátula para não colocar o dedo direto na mistura, para evitar qualquer tipo de contaminação. Quando passo esse creme no bumbum da Lua, aí sim uso o dedo, que é mais suave.

De vez em quando é bom dar uma olhada na textura, checar se o pote está bem fechado mesmo, a fim de preservar a consistência e as propriedades da mistura. Em uma ou outra ocasião, usei a maisena pura, mas isso deve ser conversado com o pediatra. No meu caso, funcionou muito! Maisena é vida!

Foram meses fazendo vários tipos de tratamento com o sabonete certo, pomada (a Lua já usou mais de dez tipos!), fralda... Hoje, encontramos um protocolo que a casa inteira segue para não deixar acontecer mais nada. Qualquer sinal de vermelhidão, já sabemos os passos!

***

Aquela intuição inicial que eu tinha, de que a pele da Lua era mais sensível do que o normal, se provou verdade. Aos dez meses, em uma consulta com a dermatologista, descobrimos que ela tem uma sensibilidade maior do que a maioria dos bebês. Não é nada grave, nenhum tipo de doença, dermatite atópica, nada... Só é bem mais difícil de cuidar. Olhando para trás, acho que eu deveria ter escutado meu instinto de mãe e procurado saber antes.

A maternidade traz isso: uma espécie de sensação que depois se revela uma certeza.

A culpa que sentíamos pelo quadro grave de assaduras, na realidade, não tinha nada a ver com o jeito que cuidávamos da Lua. Estávamos fazendo tudo certo. Hoje a gente entende, depois de ouvir da dermatologista, que foi mais uma situação agravada por circunstâncias fora do nosso controle. Descobrimos que havia um motivo maior por trás das assaduras — essa sensibilidade da pele dela. Entendemos as razões que a fizeram sofrer tanto.

Com todo esse protocolo, dedicação e a ajuda da dermatologista, conseguimos controlar a situação, mas até hoje permaneço atenta. A Lua nunca mais passou por uma crise de assaduras.

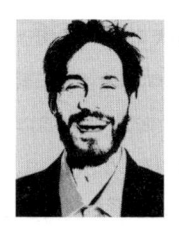

A gravidade das assaduras da Lua foi outra razão de muito desespero lá em casa. Para a gente, era o fim do mundo, porque nos sentimos muito culpados quando percebemos que o quadro evoluiu daquela forma. Foi bem rápido, em uma ou outra troca de fraldas. O choro da Lua não era de manha, de querer colo, era um choro de quem estava com muita dor mesmo. Ela gritava bastante, e tínhamos um sentimento de impotência. Ela dependia 100% dos nossos cuidados. Pensávamos que, se ela havia chegado àquele estado de assadura, era por nossa causa. Por mais que soubéssemos que isso pode acontecer com todos os bebês, na nossa cabeça o sentimento era: *Meu Deus! Por que deixamos chegar nesse estágio? Por que não trocamos a fralda antes, quando estava só vermelhinho?* A certa altura, parecia que nenhuma solução amenizava o problema.

Hoje sei que assadura é algo muito normal, pois a pele do bebê está em adaptação, até mesmo em relação às fraldas. Lembro que, ainda na maternidade, a Lua usava um tipo de fralda. Quando chegamos em casa, trocamos, porque já havíamos comprado ou ganhado outras no chá de bebê. Até entendermos que a escolha por aquelas fraldas estava contribuindo para causar as assaduras, foi um longo processo. A pele da Lua começou a ficar vermelhinha, aí passamos a aplicar uma pomada e não melhorava. Certo dia, tivemos o insight de trocar a fralda. Melhorou. Então passamos a usar apenas um tipo, a única que deu certo. E nunca mais tentamos outra.

Também começamos a passar na pele da Lua uma pastinha (indicada pela nossa consultora, que nos ensinou a preparar), que é uma mistura de diferentes medicamentos: a pomada, a maisena, um creme, um pouco de água. Misturamos tudo e aplicamos em sua pele. Fizemos isso por meses e meses, e fazemos até hoje.

Depois que entendemos qual era o tipo de fralda ideal, a pomada certa e os cuidados que devemos ter, a pele da Lua nunca mais teve assaduras como a daquela noite.

De certa maneira, o episódio das assaduras serviu para lembrarmos que, na paternidade, tudo se transforma em aprendizado.

> "Por mais que soubéssemos que isso pode acontecer com todos os bebês, na nossa cabeça o sentimento era: <u>Meu Deus! Por que deixamos chegar nesse estágio? Por que não trocamos a fralda antes, quando estava só vermelhinho?</u>"

9
A criação da Lua

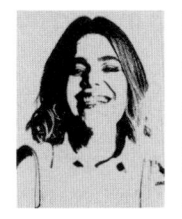

Nós sempre frisamos o quanto queremos que a Lua seja livre para ser quem ela é e escolher o que quiser fazer. Sabemos que, para isso, ela talvez precise lidar com algo que não é tão comum quando se é criança. A Lua nasceu com uma "mochilinha" nas costas: a fama. Não é algo dela, propriamente, mas que nasceu com ela sem que pudesse escolher.

A Lua tem dois pais que são pessoas públicas, e, mesmo que tentássemos fugir disso, optando por não mostrar seu dia a dia nas redes sociais, é muito provável que não conseguiríamos. Nosso trabalho demanda que estejamos em contato com o público o tempo todo, e seria impossível "esconder" uma parte tão importante da nossa vida.

Durante a gestação, tivemos uma breve conversa sobre a questão: *devemos ou não expor a Lua nas redes sociais?* Mas esse pensamento só apareceu porque houve uma fase da gravidez na qual sofríamos muito *hate*, principalmente por causa da vida que levávamos antes. As pessoas se lembravam de mim como a Viih Tube "farofenta", solteira, pegando todo mundo. Assistiram ao Eli ficando com duas meninas no reality e falando que nunca seria pai. Mas ninguém via o que acontecia por trás das câmeras.

Ninguém, além de mim, via o quanto o Eli estava se dedicando e o quanto queria a paternidade. Ele estava animado fazendo os cursos, lendo, se preparando para aquele novo papel. Ninguém via o quanto ele estava feliz. Sem saber de nada disso, as pessoas na internet julgaram que ele seria um pai ausente, antes mesmo de a Lua nascer.

Quando cogitamos ter a Lua nos Estados Unidos, era exatamente para que "sumíssemos" com ela, para que ela tivesse um pouco mais de privacidade, pelo menos nas primeiras semanas de vida. A ideia veio do Eli e parecia fazer sentido na cabeça dele, mas eu nunca quis. Eu sabia que não teria como fugir da vida que tínhamos.

"Entendo sua preocupação", falei para ele. "Mas acho que você está tentando fugir do que, no fundo, não há como escapar. A Lua sempre vai ser nossa filha, nos Estados Unidos ou aqui. Talvez lá diminua o peso da fama, mas essa carga ainda existirá."

A única coisa que procuramos preservar, na nossa intimidade, foi a data de nascimento da Lua. Conseguimos manter essa informação em sigilo durante uma semana, e só divulgamos depois. Nesse período, postávamos apenas vídeos que já havíamos gravado antes de seu nascimento, a maioria deles trabalhos que eu havia deixado prontos. Queria passar pelo menos uma semana me dedicando totalmente à minha filha, e consegui.

A Lua existiu no mundo, durante esses sete dias, sem que ninguém soubesse. Eu até comentei com o Eli: "Que paz."

A verdade é que não temos como controlar o fato de que a Lua já nasceu uma pessoa pública. Sempre será assim, e nossa vida em família é aquilo que postamos na internet: muita alegria, amor, afeto, mas também desafios, como em qualquer casa com uma criança em desenvolvimento. Tentar manter a Lua longe do público seria uma ilusão.

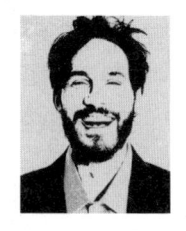

Há outro ponto que pouca gente percebe. Por trás das câmeras, procuramos encontrar um equilíbrio entre o que vivemos e o que postamos. Às vezes, para quem nos assiste, pode parecer que estamos expondo nossa vida inteira, do começo ao fim. Mas não. As redes sociais e as postagens diárias criam essa sensação, mas há muitas ocasiões que não são postadas. Há momentos que são nossos, e a vida real também tem seus filtros.

Sabe o que acontece muito, principalmente depois que a Lua nasceu? Primeiro, vivemos o momento. Depois, postamos. Às vezes, entre viver aquela emoção e mostrar para o público, passa quase uma semana. Gravamos tudo, para ter a possibilidade e a escolha sobre o que compartilhar e, honestamente, já nos acostumamos a registrar nosso dia a dia. Mas nem por isso há um desespero em postar. A primeira vez que a Lua engatinhou, por exemplo, foi num fim de semana. Fizemos um vídeo, mas só soltamos na internet ao longo da semana seguinte. Porque não queremos perder o momento, queremos viver todas as conquistas da Lua sem nos preocuparmos em divulgar. Mas depois compartilhamos com nosso público, que nos acompanha e quer presenciar esses acontecimentos especiais. Então, há momentos nossos que não são compartilhados em tempo real, porque queremos buscar esse equilíbrio.

Por ser uma criança conhecida pelo público, a Lua recebe propostas de trabalho para marcas. Somos extremamente cuidadosos com os trabalhos que ela faz, mas, apesar do nosso zelo, inevitavelmente este assunto também costuma causar polêmica na internet. No entanto, acredito que seja por falta de informação sobre como funcionam os processos de proteção aos direitos da criança no Brasil. Se uma marca deseja contratar a Lua, há uma longa burocracia por trás que protege os direitos dela. Todo o processo é documentado e aprovado judicialmente. Primeiro, o Ministério Público precisa autorizar o trabalho. Depois, acompanha a campanha inteira. Até a locação em que ela fará as fotos, por exemplo, precisa ser aprovada pelo juiz. Além disso, o cachê da Lua não vem para a nossa conta, como muitas pessoas podem pensar.

Toda a remuneração que ela recebe vai direto para uma conta que o juiz abriu para garantir que o dinheiro seja dela. Se ela está fazendo a campanha, ela está recebendo esse dinheiro, independentemente da idade. Quando ela crescer, fará o que quiser com ele.

INFÂNCIA RAIZ

Não queremos que a Lua cresça deslumbrada. Ela vai saber da condição financeira dela, mas eu e a Viih combinamos que, ao longo de sua criação, tentaremos proporcionar uma série de outras experiências que a coloquem em maior contato com o mundo. É muito importante que a Lua tenha uma rotina normal. Não quero que a nossa condição de pessoas públicas atrapalhe ou a impeça de viver as coisas que ela tem que viver. Para nós, é fundamental que ela cresça como qualquer criança, vivendo tudo o que todas as fases podem proporcionar. Uma vez, eu e a Viih estávamos no show do Harry Styles e observamos os adolescentes no meio da galera, se divertindo sem a sensação de estarem sendo observados por alguém. A Viih, então, falou: "A Lua não vai conseguir viver isso."

E confesso que esse fato me causa uma sensação de incômodo, porque é muito importante que a Lua viva as fases dela livre, para ser quem ela quiser.

Então, quando digo que quero proporcionar à minha filha o que não tive na infância, nunca me refiro a bens materiais.

Para mim, é importante que ela conheça o mundo, viaje, respeite a natureza, os outros indivíduos.

A Viih, por exemplo, foi criada com o "pé no chão", em contato com a natureza. Hoje em dia, ela tem dinheiro, mas você percebe que não é arrogante, deslumbrada. É uma pessoa que não pisa nos outros, porque valoriza os momentos, valoriza a família, e não o dinheiro por si só. Então, queremos que a Lua cresça com essa mesma percepção.

Também não pretendemos privá-la ou proibi-la de usar as redes sociais. Nem faria sentido, considerando o trabalho que temos na internet. Não tem como falar: "Filha, a gente pode e você não pode." Não vai funcionar dessa forma. Mas lógico que vamos buscar um equilíbrio, para que ela não cresça achando que o mundo é somente aquilo que está publicado on-line. Sempre digo que não consigo "cegar" minha filha, evitando dar uma tela para ela, achando que ela não terá acesso às informações que rolam na internet. Seria, além de impossível, uma hipocrisia da nossa parte. Mas acredito que vamos descobrir, ao longo do tempo, como buscar uma harmonia nesse processo. Acho que, assim como tudo o que aprendemos ao longo da gestação da Viih e da paternidade, também vamos encontrar uma forma de fazer com que ela tenha uma relação saudável com as redes. Se você me perguntar se eu sei como fazer isso, vou te dizer que hoje eu não sei, mas vou descobrir. Eu e a Viih vamos descobrir juntos. Já estamos nesse processo: nossa "exigência" para comprar a casa nova era que o local tivesse verde! Muito verde! Queríamos um lugarzinho no meio do nada, com cheiro de terra molhada, como diz a música do Toquinho.

Todas as escolhas da casa foram pensadas com o objetivo de oferecer uma educação sem "mimimi" para a Lua, pois acreditamos que é o melhor caminho para que ela não cresça com o deslumbre: "Meus pais são ricos e famosos, então eu posso tudo."

Até os peixes que colocamos em um lago foram planejados para que ela cresça sabendo o que é respeitar os animais e a natureza. Decidimos também não colocar televisão em áreas comuns da casa (nem no quarto dela, por enquanto) para que ela preencha o dia fazendo outras coisas, não em frente a uma tela.

A única exigência da Viih com a obra foi deixar um morro no nosso jardim para descer de esquibunda. Ah, e a brinquedoteca, maior que o apartamento no qual vivi a vida inteira, antes de namorarmos. O tamanho da brinquedoteca não é para ostentar, mas para que a Lua brinque! Brinque mesmo! Acreditamos que a criança tem que brincar!

Então, nossa escolha por morar nessa casa tem a ver com a possibilidade de oferecer para a Lua um tipo de infância que gostaríamos que ela vivesse: em contato com a natureza, livre para brincar, com animais ao redor. Tem pomar, tem horta, terra, peixe, cachorro, cavalo. Tudo para que ela tenha a experiência de uma infância raiz.

"É essa!": o dia em que compramos a casa

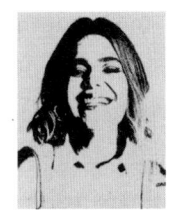

Quando descobrimos a gestação, morávamos na cobertura que eu havia comprado sozinha, anos antes. Mas sempre achei que, se tivesse uma família, gostaria de morar em uma casa. Falei para o Eli: "Eu quero uma casa. Quero que a minha filha viva da mesma maneira que eu vivi, perto da natureza, com quintal, vizinhos, sem frescuras."

Minha mãe havia me dado, dentro de suas condições financeiras à época, uma vida com uma casa, vizinhos, verde, mato. Eu gosto disso. Já o Eli é menino de apartamento: ele não tem esse passado, com a mesma infância que tive. Acho que, em parte por causa disso, ele concordou com a mudança. Só que eu ainda estava grávida quando tomamos essa decisão. E, num primeiro momento, não queríamos procurar ativamente um lugar porque havíamos combinado de evitar o cansaço e até o transtorno que esse processo poderia causar enquanto eu estivesse grávida.

"Só que é muito mais cansativo procurar casa com um bebê de colo do que grávida!", argumentei.

Antes mesmo de ele responder, eu já estava vendo links de casas, olhando sites, procurando. Estava até um pouco receosa de mostrar a ele. Tinha medo de que o Eli achasse cedo demais para procurar uma casa, mas ele apoiou a decisão.

***

Comecei a pesquisar dezenas de opções de imóveis, em Alphaville, Cotia, vários lugares afastados da capital paulistana, mas ainda perto para podermos ir e vir de acordo com os trabalhos. Até que, em um site de venda de imóveis, encontrei uma casa na Granja Viana, a aproximadamente 24 quilômetros do centro de São Paulo. Mostrei as fotos ao Eli. Simplesmente amamos a casa. Era toda construída em madeira e ferro, com grama ao redor, dentro de um condomínio cheio de mato.

"Vai ser essa, estou sentindo", falei.

Mas compraram a casa logo depois. Quando soube da venda, fiquei superchateada e comentei com o Eli que alguém tinha comprado a "nossa" casa.

"Relaxa, ainda tem muitas para vermos. Vamos continuar visitando, a casa ideal vai aparecer", ele respondeu.

Algum tempo depois, estávamos visitando imóveis em Cotia, com a ajuda de dois corretores, e paramos para almoçar. Os corretores estavam conosco, pois veríamos mais duas casas. No meio do almoço, a dona da casa que eu havia amado ligou para um dos corretores e contou que o primeiro comprador não estava seguindo o contrato. Havia pagado o sinal, e depois mais nada. E a dona do imóvel não seguiria com a primeira venda.

Fomos correndo ver a casa, antes mesmo das outras duas que já estavam com visita agendada. Nos apaixonamos. Entramos e falamos, sem hesitação:

"É essa."

Compramos a casa no mesmo dia.

Compramos juntos, isto é, com o dinheiro dos dois (desde o nascimento da Lua, investimos em tudo juntos). A obra começou e, aos poucos, conseguimos fazer a casa ficar do nosso jeitinho, até que nos mudamos no início de 2024.

O mais legal deste processo foi ver nossos planos de família saindo do papel: a casa com a nossa cara, o casamento, nossa marca, nossa filha crescendo. Parece que somos casados há anos.

NOSSA MARCA EM FAMÍLIA

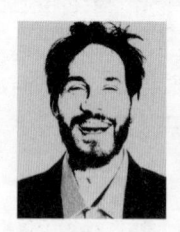

Até a chegada da Lua, eu não guardava dinheiro. Tinha, e ainda tenho, a Mamutus, empresa de marketing e branding que me gerava um salário mensal de R$ 15 mil a R$ 20 mil, o que era condizente com meu estilo de vida à época. Era um salário muito bom, mas eu não guardava nada porque tinha a mente imediatista. Como não tinha planos de formar família, e sim de viajar o mundo, aquela quantia estava ótima. Eu não precisava de muito dinheiro. Não precisava comprar carro, casa, apartamento, o que fosse. Então, usava o dinheiro para viajar. Quando soube que seria pai, tudo mudou na minha cabeça. Quando passei a entender que formaria uma família, meu raciocínio sobre futuro e sobre guardar dinheiro mudou completamente. *Se vamos ser uma família, o que temos que fazer, na prática?*, eu pensava. *Teremos uma casa, um carro, um filho (agora dois!), e se tivermos nossa própria empresa também? Por que não? Afinal, passei a vida criando e fazendo a gestão da marca dos outros, e agora, pela primeira vez, farei a da minha marca. Quer dizer, da nossa!* Com isso, a Babytube virou meu sonho.

A marca nasceu como uma forma de nos prepararmos para o que virá. Não sabemos o que acontecerá daqui a dez anos. A internet é um ambiente muito instável, nenhum influenciador sabe até quando ganhará dinheiro com as redes sociais. Além disso, o dia a dia na internet oscila. Às vezes, se você acabou de passar por um cancelamento, as marcas não querem se associar à sua imagem. Depender 100% dos contratos que vêm com a publicidade na internet é arriscado, especialmente a partir do momento em que você tem uma família para sustentar. A Viih tem o dinheiro que ela já ganhou trabalhando há vários anos na internet, mas nenhum dinheiro é infinito. Se você não souber administrar, acaba. Além disso, eu não sou alguém que veio da internet. A vida da Viih foi na internet, ela faz isso desde que tinha onze anos. Eu só entrei para o mercado profissional como influenciador depois que ganhei exposição com o reality. E, se você me perguntar se quero isso para sempre, responderei que não.

O preço da fama é a nossa paz, e estou envelhecendo. Acho que existe um processo natural na vida: conforme vamos ficando mais velhos, buscamos mais paz. E eu confesso que já estou muito cricri. Gostava de viajar o mundo, agora não quero nem sair de casa.

A ideia da marca partiu desse ponto de vista, de que precisávamos ter um negócio de família. Se as redes sociais um dia acabarem, temos nossa empresa. Primeiro, comecei a estudar o setor de produtos para bebês. É um mercado gigantesco, e que dificilmente acabará, porque nascem bebês todos os dias. Seja no Brasil ou na China, todo bebê precisa de uma chupeta, de mamadeira, de um mordedor. Percebi que havia poucas empresas no país focadas só no bebê. As marcas costumam ter variedade de produtos, mas específicos e de nicho para bebês não havia muitas. Além disso, a decisão de abrir a Babytube também estava conectada com o momento que estávamos vivendo. Criar um negócio foi um passo importante para nos vermos como uma família também. Fez parte de uma jornada interna, só nossa.

Mergulhamos tanto no universo do bebê que só respiramos aquilo por muito meses. Estávamos tão absorvidos pela experiência da gestação, da paternidade, que não parecia fazer sentido ter uma marca de qualquer outra coisa fora desse mundo.

O desenvolvimento da Lua

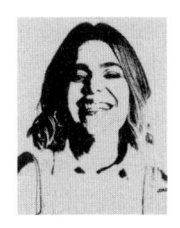

Nossas ideias em relação à criação da Lua sempre estiveram alinhadas. Nesse aspecto, não tivemos nenhuma dificuldade. Apesar de termos crescido em cidades e em épocas diferentes (eu e o Eli temos dez anos de diferença), nossos pensamentos são muito parecidos. Às vezes, em uma conversa, o que um propunha já era a ideia do outro. Tudo o que escolhíamos para a Lua, escolhíamos juntos. Só tivemos uma grande briga desde o nascimento da nossa filha (aquela do puerpério, quando eu estava ainda muito mal e o chamei de "péssimo pai"), mas, exceto por aquele dia, sempre nos demos muito bem em tudo o que envolve a forma como queremos educar a Lua.

Lemos os mesmos livros durante a gestação, em momentos alternados. Se eu lia um livro, o Eli lia também, e assim revezávamos. Um deles, de que gosto muito, chama-se O *cérebro da criança*. Achei legal porque prepara os pais para uma fase que estamos vivendo agora, com a Lua crescida e com maior discernimento. Aprendi que, às vezes, durante um episódio de birra, em vez de reagir com um instinto de sobrevivência do tipo "Preciso aguentar essa crise, daqui a pouco passa e ela para de chorar", o pai ou a mãe podem aproveitar o momento para ensiná-la a compreender suas emoções. A partir dos nove meses, o bebê está começando a entender o que sente... Até então, ele nem faz ideia do que está sentindo, são sensações que não sabe discernir: "Estou com raiva, fome ou sono?"

Em vez de olhar para a crise como uma situação desesperadora, o ideal é transformá-la numa oportunidade de fazer a criança prosperar emocionalmente, aprendendo a ouvir, a ter paciência, a se comunicar melhor.

Também sempre buscamos incentivar o desenvolvimento da Lua por meio de aulas de estímulo sensorial, musicalização e natação. Nossas tarefas são divididas. Geralmente, o Eli fica com a natação (ele ama mergulho, nado, tudo que envolve água), e eu fico com as demais. Os exercícios de estímulo sensorial variam conforme a idade. Quando a Lua tinha dois meses, por exemplo, estimulávamos o tato colocando seus pezinhos em uma bacia de feijão. Isso a ajudava a começar a perceber diferentes texturas, e até mesmo a movimentar os pés de forma mais articulada. Entre os quatro e os seis meses, produzimos em casa uma garrafa sensorial, com cola quente, glitter e purpurina. O melhor desse exercício é que é superbarato, dá para fazer em casa mesmo. Ajuda no desenvolvimento da concentração e das habilidades de observação da criança.

Com nove meses, a Lua começou a fazer aulas de artes e desenvolvimento para bebês com uma professora que vem em casa. Ela ama muito: quando vê a tia Gabi, já sabe que vão explorar o quintal e fazer alguma coisa nova. E assim que nos mudamos começaram as aulas de música com todos os amiguinhos do condomínio. São ao todo sete crianças, e a Lua é a caçula. Ela ama muito os amiguinhos dela, todos os dias tem encontros no parquinho ou bate na porta das vizinhas de um ano de idade. Isso me lembra a minha infância.

Também sempre procuramos ensinar para a Lua noções de respeito e consentimento. Desde que ela era uma bebezinha bem pequena, ainda com um mês de vida, perguntamos:

"Filha, posso te beijar? Posso te tocar?"

Ainda que ela não soubesse falar, era um serzinho vivo ali na nossa frente, dono do próprio corpinho. Então precisa haver essa noção de consentimento. Hoje, com um ano, se ela não quer, empurra. Se você olhar para ela e falar "Vou te dar um beijo, tá" e ela não quiser, esquece. Ela afasta com as mãos. E respeitamos muito isso, porque no futuro ela terá essa consciência bem desenvolvida.

Outra coisa legal que sempre nos esforçamos para fazer como pais é nunca deixar que um de nós perca a autoridade na frente da Lua. Se o Eli decide algo, eu jamais o contrario na frente dela. Se me incomodar muito, deixo para conversar depois. Chamo o Eli num cantinho e falo: "Amor, acho que para resolver isso tem que ser diferente. Não vou falar na frente da Lua, mas vamos tentar chegar em um acordo." Então, na tomada de decisões sobre como queremos educá-la, o processo sempre foi natural e tranquilo para nós. Sempre soubemos como fazer, como nos guiar e conversar para decidir o melhor para a Lua. É muito bom sentir que estamos alinhados, nos dá segurança para a criação do Ravi.

A IMPORTÂNCIA DE ENSINAR SOBRE CONSENTIMENTO

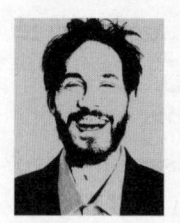

É fundamental passar para nossos filhos a noção de consentimento, independentemente da idade, para eles aprenderem a se respeitar e entenderem que *o corpo deles é deles*.

Desde que a Lua nasceu, toda vez que vou trocar a fralda, dar banho, limpar, peço permissão para tocar em suas partes íntimas. Quando contei isso na internet, recebi comentários criticando essa atitude, por isso acho importante trazer esse assunto.

> *Por mais que as pessoas falem que é o mínimo, a gente sabe que, na prática, o "mínimo" nunca é feito.*

No entanto, não fico com raiva desses comentários. De certa forma, fico até aliviado, porque tenho certeza de que nenhuma das pessoas que zombaram da situação sofreu qualquer tipo de abuso. Eu também não sofri. Graças a Deus, não passei por nenhum abuso, mas me permito furar minha bolha.

Em um país como o nosso, muitas vezes o abuso acontece dentro de casa, um lugar que as crianças consideram seguro. Desse fato é que vem a importância de falar, de ensinar sobre consentimento para nossos filhos, porque qualquer situação de abuso afetará a vida da pessoa ao longo de sua juventude e até a idade adulta. E ensiná-los sobre consentimento pode ajudar a evitar isso.

O fato de eu pedir licença para minha filha desde que ela era um bebê bem pequeno significa que entendo minha filha como um indivíduo, com vontades que devem ser respeitadas. Logicamente, quando ela ainda não se comunicava verbalmente, eu não esperava que ela falasse "Sim, papai, pode me trocar", mas por meio do contato visual eu a entendia. Se eu abrisse um espaço entre a minha pergunta e o movimento corporal da Lua, ela compreenderia, ao longo do tempo, que a resposta dela é muito importante.

Praticar isso com a minha filha desde que ela nasceu faz com que ela cresça entendendo o que é respeito com ela mesma e com o próximo.

Aquela ideia de "meu filho não tem que querer" é totalmente ultrapassada. Precisamos olhar para nossos filhos como indivíduos que têm direitos, vontades, deveres e respeitá-los. A todo pai e toda mãe que se pergunta *Como falo para meu filho sobre abusos, como faço para evitar que isso aconteça com ele?*, acredito que a resposta seja a seguinte: ensinando sobre consentimento e respeito. Em vez de passar uma lista para a criança do que ela tem que fazer, é mais produtivo introduzir conceitos e princípios de respeito próprio. Ensinar a ela como fazer para respeitar e ser respeitada.

Nossa tarefa, como pais, é munir nossos filhos de informações sobre o próprio corpo, suas vontades e seus direitos.

Também procuro mostrar para a Lua como trato a Viih: com muito carinho e afeto. Não grito, não brigo, não tenho atitudes agressivas mesmo quando estou nervoso, para que a Lua cresça e não aceite nada diferente dos outros quando começar a se relacionar.

UMA CENA INESQUECÍVEL

Vivemos vários momentos especiais com a Lua. Entre agosto e setembro de 2023, ela começou a engatinhar. Em novembro, aos sete meses, começou a dar tchau. Em janeiro, aos nove meses, começou a fazer os *ga ga ga* típicos dos bebês. Em fevereiro, começou a ficar de pé e agarrar os móveis. Cada "primeira vez" de tudo é muito marcante. É um sentimento de felicidade que acontece em todas essas ocasiões, mas talvez o mais marcante tenha sido quando a vimos andar pela primeira vez. Na internet, as pessoas falavam que ela não conseguiria andar logo por causa do peso. E, mesmo sabendo que não é verdade, o ódio com o qual os *haters* falam essas maldades faz com que os comentários acabem entrando na nossa cabeça, querendo ou não. As pessoas são perversas, e não estamos imunes a isso. Havia uma certa tensão na minha cabeça: *E aí, e se ela não andar logo?*

Então, ver a Lua andando antes de completar um ano de idade foi maravilhoso. Queríamos que ela estivesse andando livremente também para aproveitar a festa que preparamos. Foi muito especial, muito lindo mesmo.

Eu e a Viih estávamos na casa nova. Ainda não havíamos nos mudado, mas estávamos nos preparando para isso, arrumando roupas, embalando objetos em caixas, enfim... aquele caos! A Lua estava no apartamento e a babá havia nos contado que ela tinha dado um passinho. Um passinho bem pequeno. Depois, logo caiu. Isso foi em uma quarta-feira.

No sábado, de novo eu e a Viih tínhamos ido até a casa nova, e a Lua havia ficado no apartamento onde morávamos. Quando a gente chegou, logo a vimos, porque a porta do elevador abria direto dentro do apartamento. A Lua estava no nosso campo de visão, em cima do tapetinho de atividades dela. Ela se virou e, percebendo nossa movimentação, ensaiou alguns passinhos. Assim que nos reconheceu, levantou-se e andou.

. . . .

Mas dessa vez não foi só um passinho. Ela andou quase uma maratona! Deu uns cinco ou seis passos, e só caiu porque no meio do trajeto havia uma bolinha. Ela se atrapalhou um pouco, e, pum... caiu.

. . . .

Nunca vou me esquecer dessa visão. Para mim, foi muito emocionante, principalmente porque ela andou para nos encontrar. Havíamos ficado o dia inteiro fora, e ela se levantou como se viesse nos dar oi, mostrando que estava feliz em nos ver. Sorriu, bateu os bracinhos, veio até nós. Aí foi choro para todo lado: eu chorava, a Viih chorava, a babá chorava.

Tenho dois momentos preferidos com a Lua: quando ela nasceu e quando caminhou pela primeira vez. Nada ganha daquela cena.

Confira o vídeo dos primeiros passos da Lua!

"Aquela ideia de "meu filho não tem que querer" é totalmente ultrapassada. Precisamos olhar para nossos filhos como indivíduos que têm direitos, vontades, deveres e respeitá-los."

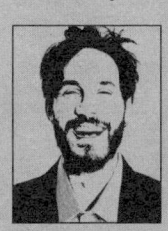

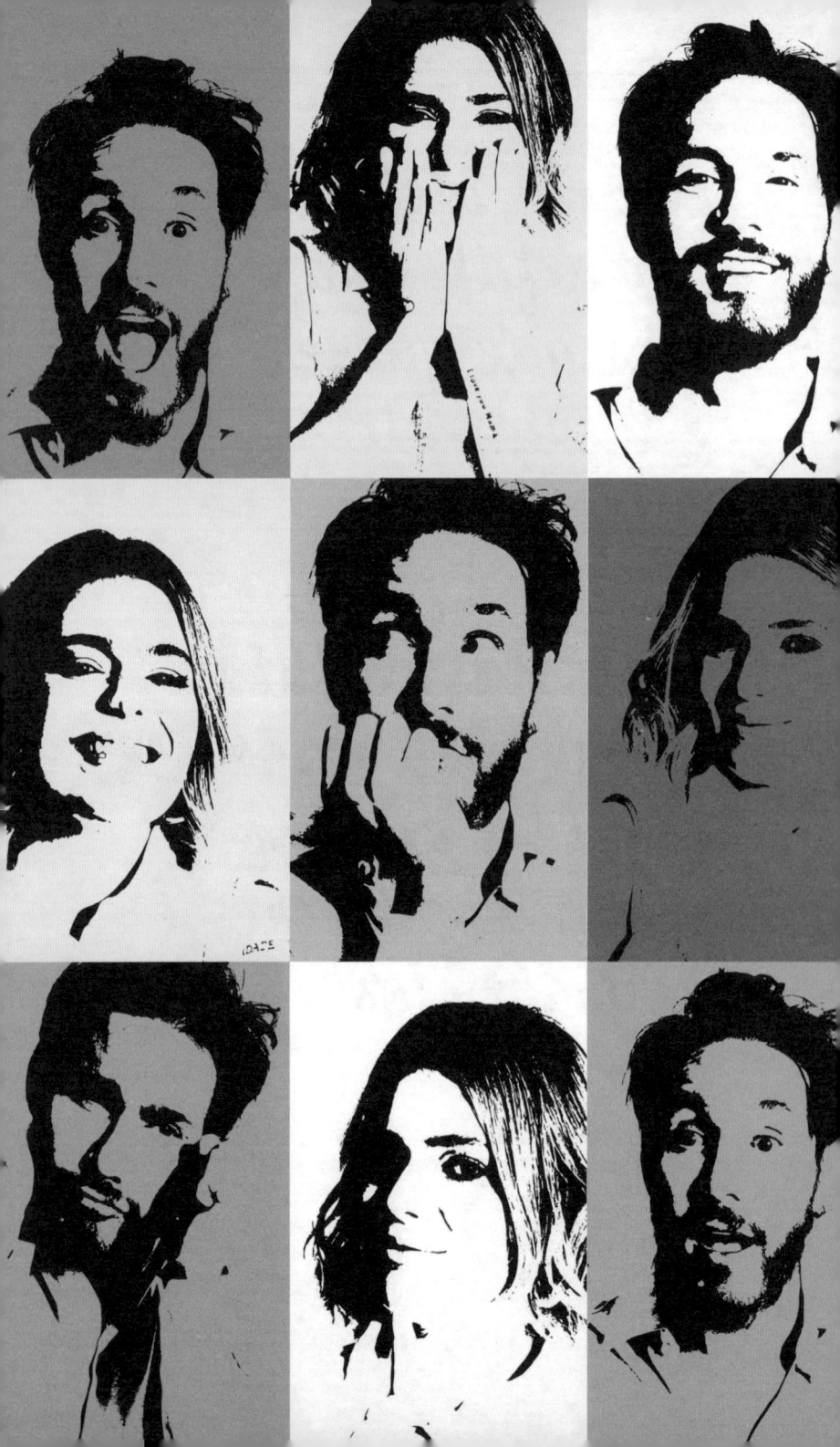

10

Paternidade: o pai só nasce com o bebê?

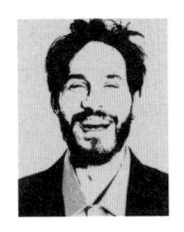

Quem estava grávida da Lua era a Viih, mas a gestação é do casal. Deveria ser sempre assim, mas não é, infelizmente. Durante os nove meses de gravidez, a frase que mais escutei foi "Pai só vira pai quando o bebê nasce", o que não considero verdade.

Para mim, trata-se de um conceito imposto pela sociedade machista na intenção de que os homens possam postergar cada vez mais a responsabilidade que vem com ser pai.

O que é uma pena, porque os homens que acreditam nessa ideia ultrapassada perdem muitos momentos, entre eles a oportunidade de criar uma relação e um vínculo genuíno com o filho ou a filha.

O homem, realmente, não é o protagonista da gravidez e nunca será; não é esse o propósito da paternidade. Mas ele é, sim, um suporte muito importante para a mulher. No meu direct do Instagram, recebo mensagens de mulheres que contam que seus parceiros simplesmente as deixaram de lado durante a gravidez. Não ligavam para o que elas sentiam, não estavam presentes, não escutavam. Isso as deixava inseguras e com medo. Ou seja: o homem que se isenta do papel de pai acaba despertando ou agravando emoções negativas na mulher em um momento delicado. Então, como o pai da criança que está para nascer pode se tornar pai ainda durante a gravidez? Sendo um suporte. Tornando-se a pessoa que vai estar sempre ao lado da mulher.

Na minha cabeça, só pensava: *Preciso estar aqui, ao lado da Viih, e mostrar a ela que vou ficar aqui, independentemente do que ela sentir, do que ela precisar. Eu serei esse apoio. Preciso que ela me olhe e confie em mim.* Como nosso relacionamento era muito recente quando descobrimos a gestação, a própria gravidez acabou unindo muito a gente. Se eu me afastasse, se estivesse longe, com certeza os vínculos que temos hoje, como família, não seriam construídos. Portanto, o pai é pai, sim, não é rede de apoio. Pai é pai desde o momento em que o casal descobre que está grávido.

A PATERNIDADE MUDOU

Ainda vivemos em uma sociedade com conceitos muito machistas porque, possivelmente, o homem adulto não foi criado para demonstrar carinho, afeto e cuidado quando criança. São palavras socialmente associadas ao universo ou a tarefas femininas. Meu pai, por exemplo, sempre esteve presente, mas não demonstrava afeição pelo contato físico. A paternidade dele se traduzia no apoio emocional. Apesar de meus pais terem se separado muito cedo, ele manteve uma atenção constante com o que acontecia com os filhos. "Ah, o Eli brigou na escola..." Lá estava ele para resolver. No entanto, nunca foi aquele cara que vivia beijando e abraçando os filhos. Não dizia "eu te amo".

Quando penso na minha infância e, eventualmente, me lembro de momentos de fragilidade do meu pai, percebo que nas horas mais vulneráveis ele buscou contato físico. No velório do meu avô, pegou a minha mão e disse:

"Fica comigo, preciso de você ao meu lado."

Acho que até então eu nunca tinha dado a mão ao meu pai dessa forma, com esse sentido de apoio. Nos abraçamos e permanecemos alguns minutos abraçados, sem falar nada, apenas chorando. Esse momento me marcou.

***

Conto essa história não para julgar meu pai — ele foi criado da mesma forma que outros homens de sua geração —, mas para trazer à tona a discussão de que a noção de paternidade mudou. Ou, pelo menos, vem mudando. Ainda precisa evoluir mais. O que mais vejo são homens que se esquivam de assuntos relacionados à gravidez.

Vamos falar de amamentação?

"Não, amamentação é com a mulher."

Vamos falar de *baby blues*?

"Nem sei o que é isso."

O resultado dessa postura é a perpetuação de uma sociedade na qual homens não sabem o que é puerpério ou nunca ouviram falar em resguardo.

Eu era esse cara, até que a gestação e a chegada da Lua me transformaram.

Mudei não apenas minha atitude em relação à paternidade, mas também a relação com a minha família como um todo. Comecei a entender papéis: meu papel de filho, marido e pai. Há uma diferença na forma como eu pensava antes e depois da Lua. Antes, achava que minha única obrigação era não dar trabalho para o meu pai. Pensava: *Ok, já tenho minha independência financeira. Ele já me criou. Só não posso dar trabalho.* De resto, vivia a minha vida e deixava todo mundo da família viver a sua, cada um no seu canto. Não tinha nenhum tipo de cuidado, nenhum *feeling* de trazer as pessoas para perto de mim.

Depois que a Lua nasceu, entendi que não é assim. Uma família é uma estrutura que não se sustenta no modo "cada um com seus problemas". Meu papel em relação ao meu pai vai além de apenas não criar problemas. Está em, ativamente, demonstrar afeto, ligar, estar presente, visitá-lo, me manter por perto de alguma forma, ainda que vivamos em cidades diferentes hoje em dia.

Em toda família, existe um alicerce que está baseado no cuidado. A Lua abriu meus olhos para isso. Hoje, percebo que me tornei o alicerce da família, cargo antes ocupado pelo meu pai. Minha família espera que eu resolva as adversidades que aparecem, ainda que não queiram me trazer problemas, com medo de me incomodar.

PAI DE MENINA

Fui criado em uma família de mulheres. Como eu disse, meus pais se separaram muito cedo, quando eu tinha entre sete e oito anos. Cresci rodeado pela minha mãe, minha avó e minha irmã do meio, e hoje tenho um irmão mais novo. Mas, ao contrário da Viih, nunca tive preferência pelo sexo do bebê. Até então não havia pensado em ser pai, e tampouco passou pela minha cabeça se eu queria menino ou menina. O que viesse estava bom. Assim que descobrimos que seria menina, ainda no chá revelação, ouvi aquela famosa frase machista, "piadinha básica" que todo pai de menina já deve ter ouvido:

> *"Ihh, é menina. Pronto, você vai pagar pelos seus pecados."*

Confesso que também pensava assim. Até aquele momento, achava que ser pai de menino era mais fácil. Por causa do machismo, imposto estruturalmente na sociedade, meu pensamento era: *Como homem, pude fazer tudo. Fiquei com várias mulheres, transei, aproveitei a vida. Agora, vou ter uma filha. Ela vai crescer, ter namoradinhos, não quero que ela faça o mesmo.* Acho que o que vem à mente primeiro para o homem, quando descobre que é menina, esbarra nesse ponto. O que as pessoas falam de brincadeira acaba sendo realmente o primeiro pensamento de quem vai ser pai de uma menina.

Minha cabeça só começou a mudar quando entendi, de fato, o que é educar uma criança. Porque fui atrás de informações. Fiz workshops para entender como cuidar melhor da Lua. Hoje em dia, por exemplo, eu já acho que é muito mais delicado criar um menino. Já evoluímos muito como sociedade, mas ainda há problemas estruturais do machismo, e quando você educa um menino para que ele não siga o padrão de comportamento que os homens, em geral, seguem, é muito mais complexo. Além disso, na maioria das vezes, o homem que tem essa educação é julgado. Na minha percepção, para ser homem não basta você ter o órgão sexual masculino ou sair pegando todo mundo. Eu acho que o caráter está em primeiro lugar. As suas atitudes. E saber respeitar as mulheres.

Por outro lado, criar uma menina nessa sociedade machista também tem seus desafios. A mulher é considerada um objeto praticamente desde o nascimento. Os ataques ao corpo da Lua, por exemplo, são um sinal claro do tipo de comentário que as pessoas dirigem às mulheres, mesmo ainda crianças. Às vezes, reflito sobre o mundo que ela enfrentará e fico incomodado. Sei que não será fácil, pois a mulher nasce com muitas pressões sobre si: tem que ser magra, tem que ser bonita, tem que seguir um padrão de corpo, de rosto, de vida.

O que me deixa um pouco mais tranquilo é saber que vamos criar a Lua com liberdade para que ela seja o que quiser. E que, além disso, ela terá um pai a apoiando, sempre.

Agora, estou animado para viver uma nova fase. Enquanto escrevíamos este livro, ficamos sabendo da chegada do Ravi, nosso sol. E a expectativa por seu nascimento (e minha próxima paternidade, agora com um filho menino) é gigante: vou passar a viver os dois mundos. Serei pai de menina e pai de menino.

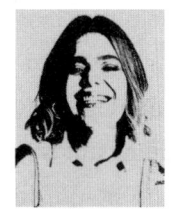

Não sei explicar, mas internamente eu tinha um sentimento de que o Eli seria pai. Não me pergunte como, mas na segunda vez que nos vimos, quando ele almoçou lá em casa, em um domingo, tive essa sensação. Não sabia que seria pai da minha filha, isso não, mas intuí que, em algum momento, a paternidade faria parte da vida do Eli. Ele se mostrava tão paciente, educado com as mulheres, calmo. Falava tão bem.

Pensava comigo: *Cara, ele seria um pai incrível. Por que ele nunca pensou nisso?* Não cheguei a compartilhar essa sensação com o Eli. Depois, percebi que minha intuição estava certa desde o primeiro momento.

O Eli nunca agiu da forma que muitos homens agem: só se envolvem com a criança depois que nasce, quando a pegam no colo. Ele foi além dessa postura, em vários aspectos da nossa vida. No aspecto segurança emocional, por exemplo, eu conseguia me sentir muito amparada em vários momentos porque ele fazia questão de reforçar que estava ao meu lado. Dizia: "Vamos dar conta. Se você não der conta um dia, eu vou. Vai dar certo." Também não deixava que minha autoestima ficasse abalada. Para isso, me elogiava o tempo todo. "Nossa, como está linda sua barriga, como você está linda", dizia.

O Eli se dedicou à paternidade desde o início da gestação, porque não queria ficar sem saber o que fazer quando a Lua nascesse. Não foi embora, como as pessoas na internet falavam que iria. Fez questão de estar comigo em cada etapa da gestação. Faz questão de acompanhar cada conquista da Lua.

Sim, ele é mesmo um pai incrível.

AMOR DE PAI É CONSTRUÍDO?

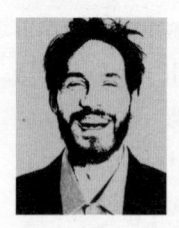

Há uma dificuldade, sobre a qual poucas pessoas falam, de amar o bebê desde que ele nasce. É um problema e um medo de muitos homens, e bastante gente passa por isso. Como já disse no capítulo sobre o puerpério da Viih, o amor é construído, e se constrói a partir do cuidado. Por isso é tão importante que o pai também cuide do bebê, principalmente após os primeiros dias do nascimento.

É natural essa sensação para o homem, de não amar o bebê logo de primeira. Porque a paternidade é um sentimento construído. O amor vem com o cuidado, a dedicação e a convivência com aquele ser que acabou de nascer. Na hora do parto, há muitos sentimentos envolvidos: a realização de um sonho, a emoção, mas "amor", nem sempre.

Para mim, paternidade é cuidado, e é desse cuidado que tudo acontece, inclusive o amor.

Vínculos afetivos não se criam magicamente, isso na vida de qualquer ser humano. É pela convivência. Então, o sentimento passa a nascer e se fortalecer quando você cuida do bebê ali no cotidiano, quando participa ativamente das rotinas, troca fralda, dá banho, coloca para dormir, alimenta...

No caso do homem, o amor acontece na convivência, no dia a dia, no cuidado.

"*O pai é pai, sim, não é rede de apoio. Pai é pai desde o momento em que o casal descobre que está grávido.*"

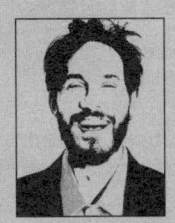

11

A volta da mãe: uma velha de 23 anos

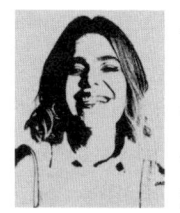

A primeira maternidade não foi fácil, e acho que a de ninguém é. O motivo pelo qual quis escrever este livro é que muitas vezes eu me sentia sozinha — principalmente durante o puerpério e apesar de todo o apoio que o Eli me dava — e sempre quis compartilhar a minha maternidade real. Quando falo "maternidade real", não tem nada a ver com parto natural, com amamentar só no peito ou ser uma mãe perfeita. Nada disso. As pessoas se confundem. Maternidade real é a que cabe dentro da realidade de cada mãe.

Ao compartilhar a minha realidade, acredito que outras mães podem se enxergar. Claro que cada uma de nós tem seu próprio contexto de vida, sua vivência, suas experiências anteriores. Mas a solidão, o medo, a loucura do puerpério e os hormônios a mil parecem afetar todas nós. Recebi relatos de muitas mães, nas redes sociais, que passaram pela mesma crise de identidade que eu.

Um spoiler: calma, porque tem saída.

Aos sete meses da Lua, voltei. "Voltou para onde, Viih?", você pode me perguntar. Voltei a ser uma mulher, a ser alguém. Voltei a me sentir normal, voltei a ser eu mesma. Eu finalmente me encontrei e organizei a minha vida. Senti que estava feliz. Não apenas dentro de mim, com minhas roupas, meu corpo, mas com a nova vida que criamos. Demorei esses sete meses para "voltar para a casinha". Parei de ficar triste, de ter tanto sono, de me questionar sobre cada decisão, de achar tudo estranho. Eu olhava para aquela nova configuração familiar, que até pouco tempo antes era quase impensável, e respirava, aliviada: *Estou aqui com meu marido, minha filha, minha nova rotina e minha nova vida de mãe e empresária, e finalmente consigo me sentir feliz*. Esse foi meu primeiro reencontro comigo mesma. O primeiro passo da "volta da mãe".

Dois meses depois, aos nove da Lua, houve uma consolidação dessa mudança. Não sei explicar de forma concreta, porque é mais uma sensação. O que sei é que houve uma grande diferença entre os sete e os nove meses dela. O que de repente havia feito sentido, agora estava mais sólido, era mais natural e divertido. Parece que, aos sete meses da Lua, eu havia entendido, aceitado e gostado da nova vida. Aos nove, eu peguei paixão, amor por essa nova realidade. Não a trocaria por nada.

Conseguia ter essa percepção de olhar para o que estava à minha frente e pensar: *Caramba! Nossa, que delícia, que maravilhosa essa nova vida que eu criei*. Trabalho no escritório com o Eli, temos nossa empresa, nossa casa, nossa filha (e com o Ravi no forninho!).

Sempre havia sonhado com essa vida, mas você pode sonhar com algo e demorar a se acostumar com esse sonho quando ele vira realidade. Fez parte de um processo, no meu caso.

Sinto como se tivesse passado por uma longa transição na qual o final feliz foi esse reencontro comigo e com a vida que eu havia criado com minha família.

Hoje, sou apaixonada por tudo o que acontece na minha rotina, na minha agenda. Amo meu novo escritório, a marca Babytube é uma nova paixão... Sabe quando tudo parece em harmonia? Tudo se encaixa, finalmente.

Renunciar ao controle

Durante toda a minha vida, sempre quis ter o controle de tudo. Sempre quis ser boa em tudo o que faço. Uma boa filha. Uma boa aluna. Fazia curso de sapateado e me esforçava para ser a melhor possível. Ao mesmo tempo que isso é bom, porque eu não me acomodava e buscava desafios na vida, também é ruim porque eu me cobrava o tempo inteiro. No fim das contas, nunca tive leveza. Em todos os campos da vida, sempre me pressionei, fui dura comigo. Na maternidade, agi da mesma maneira. Eu queria ser a melhor mãe possível, fazer tudo certo. Até aprender, na marra, que não tenho controle de nada. Talvez esse tenha sido o principal ensinamento da maternidade. Não adianta querer dominar ou vigiar cada decisão, porque há dias em que as coisas simplesmente vão sair do controle.

Também não adianta se cobrar demais. Se não formos leves conosco, a vida não terá sentido, porque não seremos capazes de valorizar os detalhes do dia a dia. Quero passar este ensinamento para a Lua: você precisa ser responsável e dedicada, mas não tão dura consigo mesma, como eu fui. Porque quando somos rígidas demais não conseguimos curtir, aproveitar a rotina. Às vezes, achamos que temos que esperar um acontecimento grandioso para o ano ter valido a pena. Uma festinha de um ano, um casamento. "Meu ano foi muito legal porque fiz isso." Não, a resposta é mais simples. Meu ano foi muito legal porque tive momentos incríveis com a minha filha, dando comida para ela, colocando-a para dormir, dando banho. Um dia, esses momentos vão acabar, mas sei que foram únicos.

É incrível acompanhar o aprendizado da minha filha, ver seu desenvolvimento de forma saudável. Isso não tem preço.

Ouvir o instinto

Acredito que se tornar mãe não é necessariamente um instinto. É um aprendizado, uma construção. Nos tornamos mães. Mas uma coisa engraçada é que, justamente por ter me tornado mãe, meu instinto como mulher ficou mais aflorado. Sinto que poderia ter seguido um pouco mais essa intuição em algumas ocasiões. Houve momentos em que eu tinha vontade de fazer algo, mas fiz o contrário porque alguém me disse para fazer diferente. Quando a Lua perdeu peso e eu a vi sem bochechas, pensei: *Tem alguma coisa errada*. Mas as pessoas diziam que recém-nascido perdia peso mesmo. Eu deveria ter seguido meu instinto mais rápido, pois aí ela não teria perdido 15% do peso. Da mesma forma, quando a Lua desenvolveu o quadro grave de assaduras, eu sabia que a pele dela era um pouco mais sensível, mesmo antes de receber essa informação da dermatologista meses depois. Pensava: *A pele do bebê é sensível, mas a da Lua está fora do normal.* Se tivesse seguido meu instinto, teria levado a Lua na médica antes. São pequenos avisos que a intuição de mãe traz, e sinto que poderia ter escutado essa "voz" mais vezes. Porque estava certa.

O instinto aflorou não só para tomar decisões relacionadas à maternidade, mas nas demais áreas da vida também. Recentemente, estávamos com uma vaga aberta no escritório e entrevistamos duas pessoas. No meu inconsciente, pensei: *Quero contratar esse.* Ao pedir a opinião do time, no entanto, a equipe discordou, falou para que eu contratasse a outra pessoa. Mas meu instinto não se convenceu. Quando fomos pesquisar o histórico do candidato favorito da equipe nas redes sociais, descobrimos que ele falava mal de mim e do Eli na internet. Não dá para contratar alguém que falava mal de você. Mesmo ainda sem saber por quê, eu estava certa na minha percepção. Hoje, confio plenamente no meu instinto e nas intuições que me traz.

Aproveitar o agora

Passei a ser mais grata e a dar mais valor para o momento que estou vivendo, o aqui e agora. Aprendi a aproveitar os dias. Lembro que, durante o puerpério, enxergava meu cotidiano como uma sucessão de dias pesados. Tudo bem, era um período difícil mesmo. Mas você não pode deixar que aquilo se estenda para sempre. Você tem que respeitar seu processo de exaustão, mas em algum momento ele precisa acabar para que você também consiga se enxergar de novo, comece a ser leve com você, seus dias e seu filho, e passe a aproveitar os momentos. Se essa sensação do puerpério não acabar, se você não estiver feliz com a sua vida, tem que buscar alguma adaptação, inserir na sua rotina atividades de que gosta, mudar alguma coisa.

Eu, por exemplo, criei um limite para o horário de trabalho. Não trabalho mais depois das sete da noite, a não ser, claro, que precise participar de um compromisso profissional à noite. Mas no dia a dia, se não há algo predefinido para o período noturno, paro de trabalhar, saio do escritório. Pode cair o mundo, sinto muito, é hora de ficar com a minha filha. Faço isso por ela e por mim.

***

O mais engraçado dessa mudança é que, enquanto aprendi a aproveitar o presente, o Eli passou a se preocupar muito mais com o futuro. *E se você morrer, o que vai ficar para a Lua?*, ele pensa. A cabeça dele joga no time contrário, e talvez até seja bom. De certa forma, nós nos complementamos. Eu costumo repetir:

"Amor, vive o agora, vive o hoje, vamos aproveitar."

Ele responde com uma frase que admito que não gosto de ouvir:

"Se daqui a cinco anos eu quero ter conquistado certas coisas, tenho que começar a me mexer agora."

"Tudo bem, você está certo", concordo com ele, mas pondero: "Mas não precisa avançar dez passos em um dia só. Vamos aos poucos, um passo por dia. Há grandiosidade no presente também. Aproveita isso."

O Eli gosta da ideia de investir em alguns imóveis em diferentes lugares. Ele quer muitas coisas, várias ao mesmo tempo. Está com a cabeça pensando lá na frente. É um desespero que vem de um passado no qual ele não tinha muitas responsabilidades, e agora ele entende que precisa construir um futuro mais palpável. Na minha cabeça, por outro lado, o futuro dos nossos filhos já está estruturado.

Nessas horas, a mãe tem a cabeça muito mais prática.

Reconhecer a nova Viih

Ao longo do puerpério, renasci em uma nova pessoa. A menina que fui não tem nada a ver com a pessoa que sou hoje. Essa transformação interior também se revelou na minha aparência. Quando me visto agora, consigo me sentir gostosa, mesmo às vezes sendo um conjunto neutro, monocromático e básico. Achei meu estilo. Antes, quando era menina, usava shortinho, top supercurto, e não estava nem aí. Essa era a minha vibe. Agora não é mais.

É curioso como as pessoas que nos acompanham na internet também perceberam a mudança. No Carnaval, fomos em um evento em um dos camarotes da Sapucaí e, depois que postamos as fotos, li alguns comentários que diziam: "Nossa, como a Viih está velha." Disseram que eu estava com cabelo de velha, com roupa de velha. Gente, um aviso:

*Estou velha.
Uma velha de 23 anos.*

E não é porque sou mãe. Tenho uma vida de que gosto, quietinha, de velha mesmo. Só saio de vez em quando. No geral, prefiro ficar em casa com a minha família. Gostamos de fazer churrascos em casa aos domingos, passamos nosso tempo de lazer nos curtindo, cuidando da Lua, aproveitando cada momento com ela e, futuramente, com o irmãozinho que virá.

Estou numa fase deliciosa. Não quero a vida que eu tinha. Não me interessa mais. Aproveitei muito, o máximo que eu poderia ter feito. Se algum dia eu e o Eli nos divorciarmos (o que é muito improvável), não quero voltar para a vida de antes. Não porque estou casada, mas porque não me encontro mais lá. Sou outra pessoa. Encontrei a pessoa que quero ser. Então, não me incomoda nem um pouco o fato de os outros me considerarem velha. Podem falar: "Ah, mas ela tem só 23 anos." Eu penso: *Que bom, então tenho ainda mais tempo de vida para ser velha. Olha que delícia.*

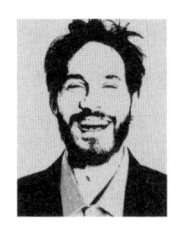

Para mim, a Viih saiu de uma menina para uma mulher em nove meses. Ela sempre foi muito madura, é verdade, mas a maternidade trouxe uma maturidade diferente. Lembro que quando conversamos pela primeira vez, naquele papo de horas lá no quarto do hotel em BH, já dava para perceber o quanto ela era madura. Parecia que eu estava conversando não com uma mulher de 22 anos, mas com uma pessoa de quarenta. Só que as atitudes dela durante a maternidade a transformaram em uma mulher ainda mais sábia, sensível, atenta e corajosa. Sua postura durante a gestação e ao longo de tudo o que passamos trouxe ainda mais luz para ela. Sinto que a Viih, hoje, está pronta para enfrentar qualquer coisa. Ela teve coragem em todos os momentos: quando enfrentou dificuldades para amamentar, quando a Lua perdeu peso, quando teve assaduras gravíssimas, quando lidamos com todo o *hate* que sofremos etc.

A Viih também teve muita coragem de desconstruir aquela imagem de perfeição. Antes da maternidade, o Instagram dela era de uma mulher "perfeita" para o que a sociedade espera: barriga chapada, bunda lisinha, cabelo e pele impecáveis. E não deixou de ser perfeito.

Ela teve a coragem de falar: "Continuo sendo perfeita, mas aqui está a realidade."

Isso me deixou admirado, orgulhoso. Comecei a ver de uma maneira diferente a força que ela tinha, o que me impacta até hoje. Quando olho para ela, em uma foto, dentro de casa, no momento que for, só consigo pensar:

Caraca, que mulher!

"*Quando falo "maternidade real", não tem nada a ver com parto natural, com amamentar só no peito ou ser uma mãe perfeita. Nada disso. As pessoas se confundem. Maternidade real é a que cabe dentro da realidade de cada mãe.*"

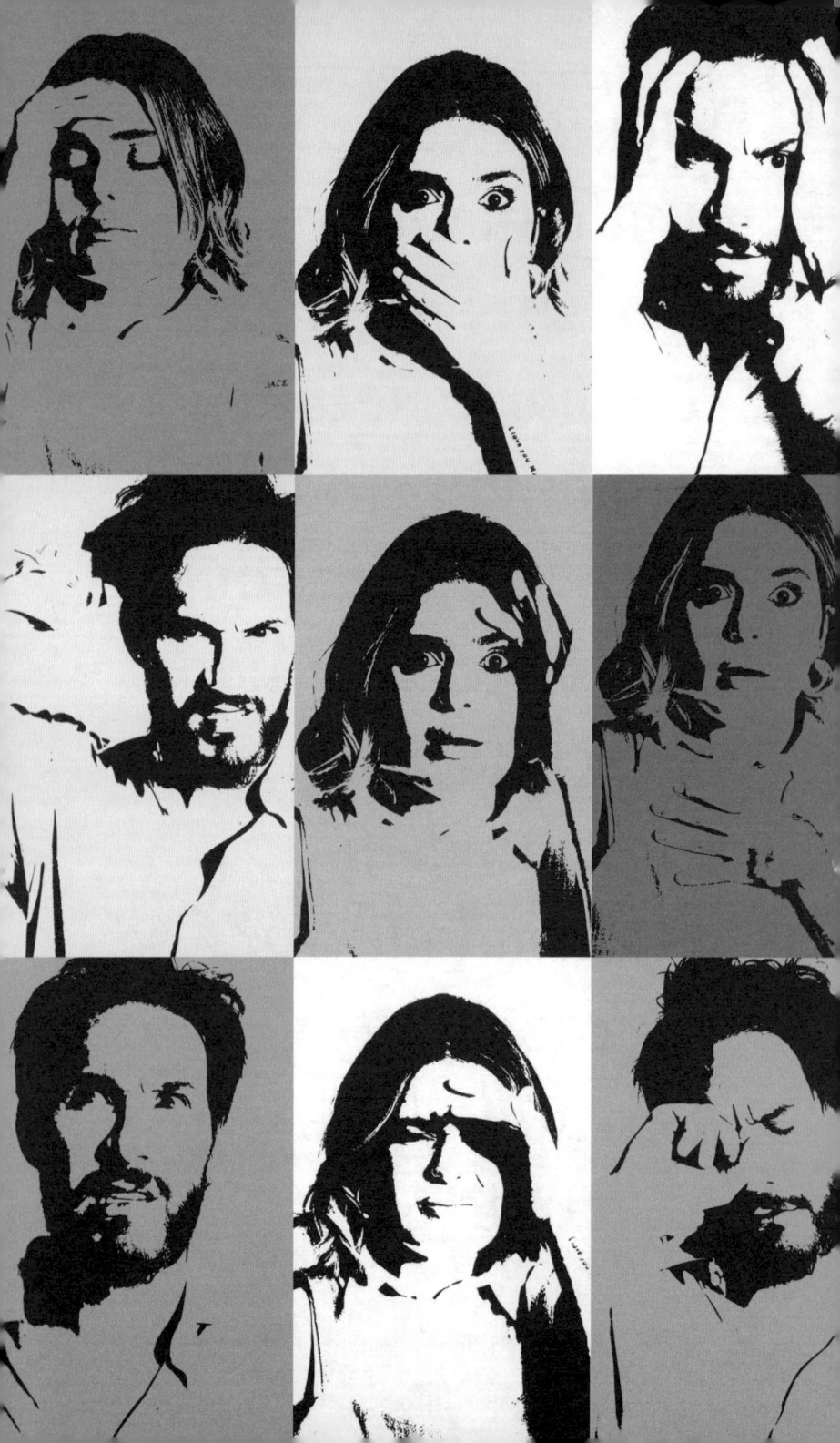

12
Medos em excesso

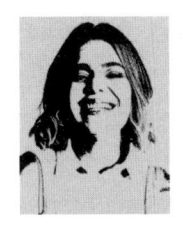

A experiência de ter o primeiro filho traz uma quantidade enorme de dúvidas. Cesárea ou parto normal? Amamentar até os dois anos ou não? O que fazer quando o bebê tem cólica? Como criar uma rotina de sono? Como introduzir alimentos sólidos? Somos pais de primeira viagem, então naturalmente fomos bombardeados com um excesso de informações. Recebíamos dicas de todos os lados: de médicos, em pesquisas na internet, de pessoas que seguimos nas redes sociais, de tios, tias, avós... Cada um trazia uma opinião diferente.

A verdade é que não existe certo ou errado, mas visões diversas sobre como criar uma criança da melhor maneira possível.

É claro que ter acesso a informações exatas é importante. No caso de uma situação na qual a criança se engasga, por exemplo, é fundamental saber o que fazer (aprendi que o correto é praticar a manobra de desengasgo e, então, pedir ajuda e levar o bebê ao médico para saber se está tudo certo). Mas o excesso de informações acabou me trazendo muito medo. Eu temia fazer algo errado ou me arrepender de alguma decisão.

Tinha muito medo de pegar a Lua no colo e, como já disse, de dar banho nela. Tinha medo também de que ela se engasgasse dormindo, vomitasse e não acordasse. E tinha pavor da síndrome da morte súbita infantil, que ocorre durante o sono e não tem uma causa conhecida comprovada. Simplesmente, a alma do bebezinho deixa o corpo, sem explicação fisiológica. Quando nos contaram o que era morte súbita, entramos em desespero. Não conseguíamos dormir, ficávamos verificando o tempo todo se a Lua estava respirando, assustados demais para pegar no sono.

Quando iniciamos a introdução alimentar, eu morria de medo de que a Lua se engasgasse. Conhecia a manobra de desengasgo, mas não queria de jeito nenhum viver aquela situação. Sentia tanto receio que o momento da alimentação, que deveria ser prazeroso, virou um momento de pavor, especialmente no início. Eu gostava de vê-la sujinha de frutas, se divertindo com as possibilidades de novos sabores, mas quando começamos a dar alimentos mais *pedaçudos*, voltei a ter pânico. Parecia que, a cada refeição, eu tinha uma crise de ansiedade.

Além do excesso de informações, as comparações que outras pessoas fazem também podem causar incômodo. Já vivi muitas situações em que outras mães pareciam querer entrar em uma espécie de competição com a Lua. Em uma delas, eu estava em um espaço público com a minha filha e uma senhora me parou.

"Sua filha tem quantos meses?", perguntou ela.

"Nove", respondi.

"Nossa, ela é bem gordinha para a idade. Está fora do peso?"

Aquilo me irritou muito. Eu ainda consegui ser educada e respondi:

"Não, não, ela é muito saudável."

O episódio mexeu comigo. É muito sem noção as pessoas se intrometerem na vida dos outros assim. Às vezes, você pode até pensar algo, mas falar já é querer magoar alguém de propósito, principalmente se você sabe que não é algo bom, que não vai agregar em nada.

Em outra ocasião, estávamos viajando e a Lua estava sentadinha em um pequeno píer para crianças quando chegou uma mãe com uma filha bebê.

"Que bonitinha! Quantos meses ela tem?", perguntei para a mãe.

"Dez", a mulher respondeu.

"Ah, a minha tem nove", eu disse.

"Nove? Ela ainda não está dando sinais de que vai andar... A minha já anda."

"Ai, que bom pra ela", respondi, um pouco sarcástica.

Eu já estava tão saturada das comparações que não consegui evitar o leve sarcasmo dessa vez. Estava irritada. Na época, essa comparação também me deixou receosa: *Será que minha filha está atrasada? Será que ela não vai andar cedo? Será que tem algo de errado?*

Mesmo que as pessoas falem que o normal é o bebê andar até um ano e alguns meses, a gente acaba cedendo às comparações para tentar entender por que nosso filho não andou ainda. Eu achava que a culpa era nossa, que fizemos algo errado, estimulamos pouco, ou poderia haver algo de errado que não estávamos vendo... Essa situação acabou criando uma sementinha na minha cabeça. Fiquei pensando que não quero em hipótese alguma ser essa pessoa para ninguém, nunca! A Lua acabou andando no mês seguinte, com dez meses. Quando postei o vídeo no qual ela caminha, a primeira frase da legenda foi: "Mães, não se comparem, a Lua foi muito adiantada, não quer dizer que seus filhos vão andar com dez meses, não tem motivo. Não os pressionem, deixem que eles aprendam a andar no tempo deles. Há tempo para tudo na vida."

Em determinadas situações, no entanto, o medo se torna um aliado. Quando a Lua tinha por volta de sete meses, decidimos fazer uma viagem longa aos Estados Unidos. Lá, eu trabalharia em momentos pontuais, então precisaria da ajuda de uma babá. A Vilma, babá da Lua em quem confio de olhos fechados e com quem tenho muita sintonia, já trabalhava conosco. No entanto, não tinha passaporte nem visto para entrar no país, por isso não poderia ir junto. E eu não me sentiria confortável de contratar uma babá nos Estados Unidos, ainda que brasileira, sem conhecê-la antes. Então, começamos a procurar uma profissional aqui que já tivesse a documentação necessária.

Entramos em contato com a agência de babás e começamos a fazer testes com várias profissionais. Uma delas, uma senhora, nos impressionou positivamente. Ela fez um primeiro teste lá em casa durante o dia. Era uma fofa, muito querida, engraçada e divertida. Cantava músicas para a Lua, brincava bastante. Entendeu a introdução alimentar que estávamos fazendo e respeitou o tempo das mamadas e o horário da rotina de sono. Portanto, parecia uma ótima pessoa. A Vilma acompanhou o teste, porque para mim era importante saber a opinião dela. Depois de ver como a nova babá se comportava com a Lua, fiquei mais tranquila e falei para a Vilma: "Você se importa se eu for para Belo Horizonte fazer uma surpresa para meu melhor amigo, enquanto você fica aqui com a nova babá e faz um teste noturno com ela?"

Precisávamos verificar se ela daria conta de atender as demandas da Lua durante a madrugada, porque, ao longo da viagem, eu precisaria de ajuda também no período noturno. Nessa época, a Lua acordava três vezes durante a noite. Até então, a única tarefa que eu não tinha conseguido avaliar na nova babá era se ela conseguiria fazer a Lua dormir.

"Claro que não me importo, Viih", respondeu a Vilma, empolgada. "Ela é ótima, acho que vai dar certo. Pode viajar tranquila."

Eu e Eli estávamos muito confiantes, então batemos o martelo e fomos para Belo Horizonte. Como compramos passagens de última hora, não conseguimos assentos lado a lado, então viajamos separados. Na aeronave, fiquei acompanhando a movimentação da nova babá. Minha casa tem câmeras em todos os cômodos, e, em todas elas, é possível falar diretamente com a câmera por um aplicativo no celular.

Chegou o momento de fazer a Lua dormir, às sete da noite, depois do banho. A babá em teste não estava conseguindo. Então a Vilma tomou conta da situação e fez a Lua pegar no sono. Pensei: *Tudo bem, acontece*. A Lua não a conhecia e estava acostumada a dormir no meu colo, no do Eli ou no da Vilma. *A Lua deve ter estranhado e não aceitou a situação. Realmente, tem que haver um relacionamento para que a criança confie e durma tranquila*, refleti.

Mandei uma mensagem para a Vilma pelo WhatsApp: "Tudo bem, vamos ver o que acontece de madrugada." Quando a Lua acordava durante a noite, era mais tranquilo fazê-la dormir novamente, porque despertava ainda sonolenta, só para mamar. Então, voltava a dormir mais facilmente, a não ser que estivesse com algum tipo de desconforto: gases, dor de barriga, dentinho nascendo... E foi exatamente o que aconteceu.

Assim que a Vilma colocou a Lua no berço, a nova babá lhe disse: "Vilma, vai jantar, eu fico com a Lua. Se ela acordar, eu a faço dormir de novo."

A senhora parecia realmente muito confiável, então a Vilma foi jantar tranquila. Pelo celular, continuei acompanhando a câmera instalada no quarto, enquanto aguardava o avião decolar. Naquela época, eu ainda estava com muito medo de tudo. Seria a primeira vez que deixaria a Lua sozinha por mais de 24 horas. Já havia saído para jantar com o Eli, assistir a musicais... mas nunca tinha passado a noite fora. Hoje penso: *Graças a Deus eu estava vendo tudo!*

De repente, a Lua acordou, enquanto a Vilma ainda estava jantando. A babá em teste, no quarto, tentou niná-la no colo, em pé, mas não conseguiu fazer a Lua voltar a dormir. Depois, tentou dar a mamadeira, mas a Lua virava a boquinha, recusando.

Depois das duas tentativas, a babá simplesmente colocou a minha filha de volta no berço e enfiou um pano em seu rostinho, segurando.

Eu estava dentro do avião, que taxiava devagar, esperando para entrar na pista principal e decolar. Enquanto a aeronave andava devagarzinho, eu tentava, desesperada, ligar para a Vilma. Mas, nesse meio-tempo, a bateria do celular dela havia acabado, e eu não conseguia contatá-la de jeito nenhum! Eu estava desesperada. Dali a pouco, o avião decolaria e eu perderia contato totalmente com a câmera.

Continuei assistindo e percebi que a mulher estava um pouco estranha. Parecia acelerada, grosseira, impaciente... Estava enfiando o pano no rosto da minha filha! Hoje em dia, não acho que ela tenha colocado o pano para machucar a Lua ou para que a minha filha não respirasse. Na realidade, acredito que a nova babá não queria que a Vilma escutasse a Lua chorando e descobrisse que ela não conseguiu acalmá--la — afinal, era exatamente isso que estávamos avaliando.

Com o avião ainda na pista, eu continuava desesperada tentando contatar a Vilma, que não me respondia. Não podia mais esperar e abri o recurso de voz do aplicativo no celular para me comunicar com a câmera que estava no quarto. "Chama a Vilma!", gritei

Acho que metade dos passageiros no avião ouviu. Eu tremia, estava assustada, queria chorar. E o pior é que o Eli estava sentado longe de mim, e eu não tinha como compartilhar com ele o que estava acontecendo. Vivi aquele pesadelo sozinha.

A mulher não esboçou reação ao meu grito. Pareceu não ter escutado, e até hoje não sei exatamente o que aconteceu. Não sei se a Vilma ouviu minha voz pela câmera, se ouviu o choro da Lua ou se apenas teve um instinto, mas ela voltou para o quarto e sentiu que havia algo de errado. Assim que a Vilma abriu a porta, a mulher ainda conseguiu retirar o pano do rosto da Lua a tempo. Parecia uma cena de filme. Um filme horroroso que eu acompanhava, aflita.

Nesse intervalo, o celular da Vilma, que ficara carregando, voltou a ligar. Com os minutos contados para a decolagem do avião, finalmente consegui enviar um áudio para ela, contando tudo o que tinha acontecido.

"Vilma, não sai do quarto. Se tranca com a Lua aí dentro. Vou mandar uma mensagem para a mulher dizendo que ela passou no teste e que pode ir descansar, para que ela não volte mais ao quarto e vocês fiquem seguras", falei.

Consegui enviar o áudio para a mulher e inventei todas as desculpas possíveis. Eu só pensava em manter minha filha e a Vilma em segurança. Disse à nova babá que fosse descansar, que já havia passado no teste e que poderia jantar e dormir, e ir embora no dia seguinte. Assim, a Vilma se trancou no quarto com a Lua. Eu me lembro da sensação de ver, pela câmera, a Vilma roendo as unhas e andando em círculos pelo quarto, nervosa.

Ainda consegui escutar a resposta da Vilma, que também havia mandado um áudio: "Viih, eu não sabia se poderia ficar no comando, porque você queria avaliar a nova babá."

"Vilma, você sempre está no comando. Você é a babá da Lua, ela te ama. Vai muito além de trabalho, tem a ver com o sentimento que você tem por ela, com o cuidado e o carinho", respondi.

O avião começou a acelerar e, segundos antes de decolar, pude ver que a mulher tinha visualizado a mensagem. Fiquei um pouco mais tranquila.

***

Já em voo, comprei internet e consegui ler a resposta da babá em teste. A mulher dizia que tinha ficado feliz e perguntava se ainda precisaríamos dela. Respondi que não. Ela foi dormir no quarto de visitas e, no dia seguinte, iria embora às sete da manhã. Acho que a mulher não ouviu quando falei na câmera, porque, se tivesse sido o caso, não teria acreditado que havia passado no teste.

Pegamos o primeiro voo de volta, na manhã seguinte, e encontramos a Vilma atordoada quando chegamos. Ela mal havia dormido, com receio de que a mulher tentasse entrar no quarto novamente. Suas unhas estavam em carne viva, de tanto que ela as roeu durante a madrugada. Entrei em contato com a agência que nos havia recomendado a profissional e pedi que eles mesmos dessem o retorno, de que na verdade ela não tinha passado no teste. Eu também fiquei morrendo de medo.

Com essa experiência, aprendi a nunca mais deixar alguém relativamente estranho entrar na minha casa, ainda mais com meus filhos dentro. Eu me sinto até um pouco idiota falando isso, porque soa óbvio, mas na hora não pareceu tão óbvio assim. Estávamos confiantes de que a nova babá era a pessoa certa. Parecia ser alguém do bem. Claro que eu não deixaria a Lua totalmente sozinha em um teste com uma nova babá, mas, ainda assim, e se a mulher fizesse algo contra a Vilma? E se tentasse atacar a Lua? E se eu não pudesse acompanhar pela câmera?

Em uma ocasião anterior, vivenciei um medo semelhante. Antes mesmo de contratar a Vilma, fiz alguns testes com outras profissionais. Uma delas estava em casa quando, sem querer, vimos pela câmera da cozinha uma conversa dela com uma funcionária nossa, que trabalhava na parte das tarefas domésticas. Eu me lembro direitinho de como fiquei assustada quando a mulher disse: "Tem uma coisa que eu faço que as mães caem duras para trás. Quando o bebê se engasga, não uso manobra de desengasgo, não funciona. Pego uma navalha, faço um corte para colocar uma caneta na garganta da criança e puxo o que estiver preso. Já fiz isso uma vez."

Não sei se ela realmente fez ou não. Não sei se ela queria mostrar que era técnica em enfermagem, ou se pensou que acharíamos legal ela saber algo (que, na verdade, não tem comprovação nenhuma). Quando ouvimos essa fala, conversei com a babá imediatamente: "Infelizmente, você não poderá continuar aqui."

Eu não queria pagar para ver. Uma pessoa que fala que fez isso com um bebê não é muito respeitosa ou carinhosa. Se toda mãe "cai para trás" quando ela fala isso, por que continuaria fazendo? E com o filho dos outros? Achei muito estranho.

Aprendemos na marra que o excesso de medo, em alguns momentos, nos sabota, mas em outros pode ser extremamente útil.

É muito importante saber onde seu filho está, com quais pessoas, quem é sua rede de apoio. Você tem que ter pessoas verdadeiras ao seu lado, em quem você confie muito. E, se desconfiar de algo, precisa agir rápido. Isso serve para várias situações, não somente para essas que relatei, em relação às babás, mas na escola, na creche, na aula de natação, onde for.

Não podemos quebrar a cara. Afinal, nossos filhos são nossas vidas — as vidas mais importantes do mundo.

PLANO B, C, D E O QUE MAIS FOR PRECISO

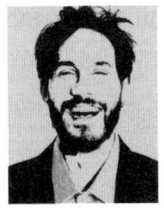

Até descobrirmos a gravidez, eu não tinha medo de nada. Ou, pelo menos, era o que eu achava. Nunca considerava a possibilidade de algo dar errado. Viajava só com a passagem de ida. Nem hotel eu reservava com antecedência, a não ser nos países que faziam essa exigência para que eu passasse pela imigração. Fiquei dez dias nas Filipinas, a bordo de um barco, conhecendo várias ilhas, sem roteiro. Ao viajar para a Islândia, por exemplo, só percebi que não havia avisado a ninguém quando estava lá — como você já sabe a essa altura, nem mesmo minha mãe sabia! Ganhava meu salário com a empresa de marketing e não economizava nada. "A vida é agora", era meu lema.

Quando descobri que seria pai, uma chavinha virou dentro de mim. Comecei a pensar muito no futuro. Então tive medo. Medo do que poderia acontecer, de morrer e não poder criar meus filhos, de não ter dinheiro, de não saber o que fazer se desse tudo errado. Um medo do amanhã que nunca havia experimentado.

Se antes eu me considerava um cara que não tinha plano B na vida, passei a ter plano C, D, E, F... o abecedário inteiro.

Meu primeiro grande receio foi em relação a dinheiro. Filho é uma responsabilidade para o restante da vida, não é uma despesa pelos próximos cinco, dez anos. Mesmo quando completam a maioridade e passam a viver a própria vida, ainda são nossos filhos. Como pai, penso: *Sou responsável por essa vida que coloquei no mundo.*

Fazer dar certo depende de mim.

As pessoas sabem que a Viih construiu uma vida financeira estável e estruturada trabalhando muito. Ainda assim, como pai, eu refletia: *Não posso garantir nosso futuro só com o dinheiro da Viih.* Não sabemos o dia de amanhã. O dinheiro não é infinito, pode acabar; o banco pode quebrar e desaparecer com nossas economias, podemos ser roubados, tudo pode acontecer!

Preciso me mexer agora, pensava constantemente. Se quero garantir o futuro dos meus filhos, preciso fazer algo hoje. Não posso esperar para me movimentar só no caso de o dinheiro acabar. Preciso aproveitar esse momento em que a internet está sendo uma fonte de renda interessante para fazer com que o dinheiro renda. Preciso parar de gastar, preciso ganhar mais dinheiro para investir, não só para guardar. Dinheiro guardado não multiplica, dinheiro investido, sim. Então, passei a viver com a mentalidade de trabalhar para que daqui a vinte ou trinta anos eu possa ajudar meus filhos em tudo que precisarem.

Esse medo excessivo do futuro me deixou bitolado. Quis fazer tudo ao mesmo tempo: guardar dinheiro, investir em imóveis, criar nossa marca.

"Calma, vamos fazer uma coisa de cada vez", a Viih chegou a dizer.

"Não posso", respondi. "Tudo o que desejamos para o futuro precisa ser feito agora. Ainda mais se tratando de dinheiro, que leva tempo para gerar retorno."

Comecei a investir. Comprei imóveis para alugar no futuro. Criei nossa empresa, que hoje é meu sonho pessoal. Se amanhã formos cancelados na internet (e sabemos que o cancelamento dita as regras de como e para quem o dinheiro flui), teremos outra fonte de renda. Daqui a alguns anos, mesmo se nossa carreira na internet acabar, teremos nossa marca para nos apoiar financeiramente.

Depois, passei a me preocupar com a saúde. No fim de 2022, fui diagnosticado com pericardite, um processo inflamatório no coração que, se evoluir, pode se tornar um problema crônico e levar o paciente (eu, no caso) a óbito. Aquilo me assustou muito. Fiquei com muito medo de morrer e não poder criar minha filha. Felizmente, hoje está tudo sob controle. Estou saudável e bem.

As comparações que outras pessoas fazem também acabam causando um pouco de medo. Porque queremos que esteja tudo bem com nossos filhos, e a gente acaba fazendo muitas comparações com outras crianças, é inevitável. Tínhamos medo até de a Lua não andar. Hoje, sei que é loucura. Cada bebê e cada criança tem seu tempo de desenvolvimento.

E O MEDO DE AVIÃO?

Depois que a Lua nasceu, passei a ter medo de avião. Sim, isso mesmo que você leu.

O cara que amava viajar, que vivia seu maior momento de felicidade dentro de uma aeronave, prestes a chegar a um novo destino e descobrir o mundo, agora tinha pavor de estar em voo.

Lembro que, no voo para os Estados Unidos, passamos por uma turbulência boba, normal, mas comecei a sentir muito pânico! Suando frio, só pensava: *Meu Deus, o que eu faço agora se esse avião cair? Tenho uma filha!*

Em outra viagem, eu estava no Alasca, dessa vez sozinho, e precisava voar de uma cidade para outra. Era um voo rápido, de no máximo duas horas, algo semelhante à ponte aérea Rio-São Paulo. No dia, fazia cinquenta graus negativos e nevava muito. Mesmo para os padrões do Alasca, onde é muito frio e neva bastante, aquele dia foi caótico. Tive muito medo, de novo. O avião não decolou, voltei para o hotel e esperei a nevasca passar. Eu só conseguia pensar na Lua, no quanto tinha medo de não a ver crescer.

"Quando descobri que seria pai, uma chavinha virou dentro de mim. Comecei a pensar muito no futuro. Então tive medo. Um medo do amanhã que nunca havia experimentado."

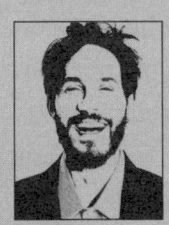

Epílogo
O próximo capítulo das nossas vidas começou

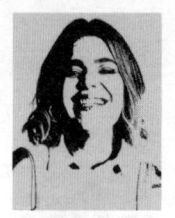

Ao me imaginar no papel de mãe, sonhava com a casa cheia de crianças. Sempre quis ter, pelo menos, mais de um filho. Logo que percebi o quanto o Eli amava a paternidade, ainda com a Lua na barriga, compartilhei com ele: "Sempre quis ser mãe, e não quero ter um só não, viu?"

Ele concordou de cara.

Depois, um pouco antes de a Lua nascer, comentei com ele que gostaria de ter o segundo filho próximo do primeiro, porque gostava da ideia de os irmãos crescerem juntos. Mas quando a Lua nasceu e passei por todo aquele turbilhão do puerpério, percebi que foi muito mais assustador do que eu tinha imaginado. Não sabia o que aconteceria na maternidade, pois não havia tido contato com nenhum outro bebê daquela maneira tão profunda e intensa. Acabei ficando com medo de o Eli recuar e não querer ter um filho logo depois do outro, mas ele me surpreendeu.

O Eli é uma pessoa muito positiva e não achou os primeiros meses após o nascimento da Lua tão desafiadores quanto eu (talvez porque ele não tenha passado pelo puerpério). Mais uma vez, me deu apoio total: "Vamos nessa, amor. Quando seu corpo estiver bem, quando você estiver bem para receber mais um filho, começamos a tentar."

Fico feliz porque é muito mais fácil ter o apoio do marido em algo que eu já sei que é minha missão de vida: ser mãe. Quando a Lua tinha por volta de seis meses e parei de amamentar, coloquei um chip hormonal removível para aumentar minha disposição. Eu andava muito cansada, quase depressiva. Depois de consultar nutrólogos e vários outros médicos, além de realizar uma porção de exames, descobri que minhas taxas hormonais estavam extremamente baixas. Então, a recomendação médica foi que eu colocasse o chip com a dosagem hormonal de que eu precisava para voltar a me sentir bem.

Em pouco mais de um mês, comecei a sentir os efeitos do chip. Foi muito mais rápido do que eu imaginava. Voltei a estar bem comigo e, por causa disso, quis tirar o chip logo. Estava animada, me sentindo uma mulher incrível novamente. Pensei: *É agora! Quero engravidar.*

Foi aí que retirei o chip para que meus hormônios se regulassem naturalmente. Estava louca para engravidar de novo!

Só que existe um breve período de desmame entre retirar o chip e conseguir engravidar. Algumas mães levam meses para que o corpo elimine todos os hormônios. Como a minha dosagem havia sido pequena e aplicada durante pouco tempo, o médico disse que, em um mês, eu já poderia engravidar.

Não sei se essa fala dele gerou uma expectativa de que eu engravidaria logo, e eu mesma, ansiosa, acabei criando a ideia de que *em* um mês estaria gestante de novo (e não *a partir* de um mês). Não foi o que aconteceu. Fiquei tentando durante três meses.

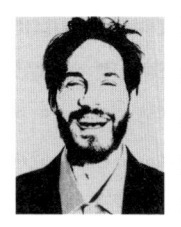

Na primeira vez que a Viih disse que gostaria de ter o segundo filho logo depois da Lua, considerei a ideia arriscada para a nossa relação. Havíamos pulado uma fase importante do nosso relacionamento, pois partimos de uma "ficada" para um casamento com filho muito rápido. Não havíamos vivenciado nosso namoro por tanto tempo, aquela fase da paixão pegando fogo, e considero importante um casal experimentar esse momento.

Sejamos honestos: quando se tem filho, a relação do casal não é prioridade, principalmente quando se trata de bebês, que precisam de muita atenção. Eu acreditava que o ideal seria que nossos filhos tivessem pelo menos uns quatro anos de diferença entre eles, para que tivéssemos tempo de viver a nossa relação como casal. Além disso, é o corpo da Viih que carrega o bebê, então, para a mulher, a gestação pesa muito mais do que para o homem.

Porém ela trouxe um contraponto que me fez refletir: a ideia de os irmãos crescerem juntos. Comecei a conversar com pais que têm mais de um filho em idades diferentes, comparei as respostas, e uma delas me fez mudar de ideia. Os pais relataram que, quando há uma diferença de pelo menos três anos entre os filhos, eles vivem fases distintas até a idade adulta, porque os aprendizados e gostos de cada período são diferentes. Minha irmã e eu temos três anos de diferença e, de fato, só nos tornamos unha e carne na fase adulta.

Então começamos a tentar. Entre novembro e março, toda semana eu escutava da Viih: "Acho que estou grávida." Mais tarde, descobri que ela só queria transar comigo nos dias em que estava fértil, você acredita? A Viih nega até a morte, mas tenho certeza de que é verdade e acho até engraçado. Fui enganado durante meses, sem perceber!

O que tem de errado comigo?

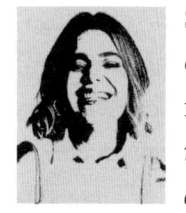

Sou uma pessoa que se cobra muito e se culpa demais. Quando comecei a tentar e não engravidava, pensava: *Tenho 23 anos, não era para eu estar superfértil? O que está acontecendo? Tem alguma coisa errada com meu útero, tem alguma coisa errada comigo! Estou podre, não presto mais, não sou mais capaz de gerar...*

O pior não era a pressão de querer engravidar rápido, mas a frustração que vinha a cada resultado negativo. Fiz tabelinha, baixei um aplicativo no celular para saber quando estaria no período fértil, fiz testes de ovulação... Fiquei maluca. Não era possível!

Eu gravava os testes de gravidez que realizava a cada mês porque tinha certeza de que os resultados seriam positivos, e queria ter o registro em vídeo, assim como tinha quando descobrimos a gravidez da Lua. Após três meses de frustração, passei a me considerar uma tentante. Só depois fui entender que, para muitas tentantes, três meses é pouco. Há tentantes que passam um, dois ou muito mais anos tentando engravidar.

Muitas mães na internet me julgaram por eu só ter contado que estava tentando quando engravidei de novo. Eu tinha os três vídeos dos testes de cada mês gravados e os postei nas redes sociais, contando: "Gente, são três meses tentando, é muito pouco? Me respondam vocês, mães tentantes." Várias mães me questionaram: "Viih, por que você só está contando isso agora, depois de três meses?"

Fiz isso porque aprendi, trabalhando na internet, que nem tudo o que vivencio precisa ser postado em tempo real. Quando ainda estava tentando, não me sentia pronta para falar sobre o que estava sentindo. Eu ficava mal com os resultados negativos. Eu pensava que havia algo de errado comigo. Essa sensação pode até parecer um exagero para quem vê de fora, mas, para mim, que estava vivendo aquele momento, era um sofrimento. Não me sentia pronta para falar que estava tentando engravidar e não conseguia. Não estava pronta para me sentir tão impotente aos olhos da internet. Decidi contar quando eu já estivesse grávida. Ninguém sabia ainda, e eu estava tranquila de que o processo tinha dado certo.

Muitos acontecimentos em minha vida eu só contei depois de me sentir pronta para compartilhar com o mundo. Isso sempre vai acontecer, e é bom que as pessoas saibam que, enquanto eu estiver absorvendo meus sentimentos, não vou compartilhá-los com 33 milhões de pessoas. Quando expliquei meus motivos, as mães me entenderam completamente! Na verdade, senti que várias mães tentantes ficaram felizes por mim e esperançosas de que também conseguiriam engravidar.

A *notícia*

Desta vez, a gravidez foi planejada. Quando eu vi o positivo depois de três meses dando negativo, eu estava sozinha, e fiquei tão feliz que nem sei descrever. Mas acho que o mais legal de ter vivido isso sozinha foi ter tido a oportunidade de arrumar algo para contar pro Eli.

Contei para minha melhor amiga — vulgo Lua, minha filha, na época com dez meses —, que guardou direitinho o segredo e preparou o momento comigo! Coloquei uma blusa nela de "promovida a irmã mais velha", dei para ela segurar dois testes de gravidez que eu tinha feito e esperamos o papai chegar.

Por coincidência, era o nosso primeiro dia na casa nova. Lembro de mandar mensagem pro Eli falando: "Eu e Lua temos um presente de casa nova pra te entregar, pra nossa nova vida nesse lar." Depois, ele me disse que nem suspeitou que era isso.

Eu estava agoniada querendo contar logo, mas o Eli acabou demorando. Então, quando ele enfim chegou, eu até tentei gravar o momento, e vou deixar aqui para vocês, mas já aviso que foi caótico e nada perfeito. Por conta da hora, a Lua já estava cansada e começou a chorar. A câmera também gravou tudo embaçado, e o Eli ainda demorou para entender o que estava escrito na blusa dela.

Mas, no fim das contas, foi exatamente do nosso jeitinho, totalmente de verdade, sem qualquer perfeição, mas cheio de sentimento e amor. E muito especial!

Confira os vídeos de quando descobri a gravidez do Ravi e de quando contei para o Eli!

Primeiros sintomas

Eu estava convicta de que a segunda gestação seria totalmente diferente da primeira. Em muitos sentidos, está sendo mesmo. Enquanto gerava a Lua, eu queria permanecer grávida o máximo que podia. Hoje, entendo que estava com medo do que viria depois. Dessa vez, com o Ravi, quero que passe logo. Estou louca de vontade de ver o rostinho dele pela primeira vez. Quero pegá-lo no colo, morder, apertar! Sinto uma ansiedade para conhecer o bebê que não senti na primeira gestação, porque a própria gravidez trazia muitas novidades. Agora, meu "lado mãe" já existe.

Em relação aos sintomas, também percebi diferenças. Na gestação da Lua, eu sentia muito sono, de não conseguir ficar acordada. Dormia à tarde, à noite, cochilava de manhã. Dessa vez, não tive sono em excesso. Nos primeiros dias de gestação do Ravi, fiquei cansada, claro, mas era um cansaço comum, que aparecia por volta das oito da noite, semelhante ao que sinto ao fim de um dia intenso de trabalho.

Minha pele também reagiu de maneira diferente. Na gestação da Lua, desde o início, nasciam espinhas em todo o rosto, até o pescoço. A pele ficou péssima. Com o Ravi, não. Não apareceu nenhuma espinha, nada. Fiquei com a pele lisinha.

Outra diferença bastante perceptível aconteceu na minha relação com a alimentação. Na primeira gravidez, eu queria comer tudo que via pela frente. Mastigava o dia inteiro. Na segunda, por sua vez, eu me sinto enjoada. Não consigo ver comida. Tenho que me esforçar para comer e obviamente me alimento bem pela saúde do Ravi, que precisa da nutrição vinda da mãe para se desenvolver. Mas me sinto empapuçada quando como. Um pedacinho de frango já me deixa cheia. Além disso, enquanto gestava a Lua, sentia um gosto doce na boca. Na do Ravi, o gosto é cítrico.

As variações de sintomas, sobretudo no início de cada gestação, me fizeram desconfiar desde cedo de que seria um menino... Sei que uma coisa não tem nada a ver com a outra, mas as vozes da minha cabeça repetiam: *Estou totalmente diferente, tenho certeza de que é menino*. Depois, no entanto, as diferenças foram passando e as gestações começaram a ficar mais parecidas. Aí eu já não sabia mais se era menino ou menina.

Só me restava aguardar o chá revelação.

É menino!

Diferentemente da gestação da Lua, quando eu desejava muito ter uma menina, dessa vez não tive preferência. Achava legal ter um casal, mas não me importei tanto. Virei aquela mãe clichê, sabe? *Que venha o que Deus quiser, e que venha com saúde*, pensava. É, de fato, o mais importante.

Dessa vez, optamos por uma decoração toda branca no chá revelação, enquanto no da Lua fizemos a decoração colorida. É um novo bebê, numa nova fase da nossa vida, da nossa família. Foi muito especial quando fomos inundados pelos balões, papeizinhos e luzes azuis. Nunca me imaginei mãe de menino. Não faço ideia de como será, mas estou ansiosa demais para descobrir!

Educar uma menina e educar um menino são processos totalmente diferentes. Criamos nossos filhos para o mundo, para que eles, em algum momento, vivam em sociedade e sejam boas pessoas. À Lua, acredito estar conseguindo ensinar valores que aprendi com minha mãe, porque vivenciamos essa maternidade mãe-filha e consigo replicá-los. Mas não tive um pai muito presente, que oferecesse um conjunto de valores no qual eu pudesse me basear para passar ao meu filho. Eu tenho o Eli.

O Eli é o pai presente que eu conheço. Tentarei fazer com que meu filho absorva as características do Eli que admiro: o respeito, a paciência, o otimismo, o amor pela natureza e por sua família.

Mas admito que considero muito mais difícil educar um menino do que uma menina, porque exige dedicação ainda maior para tentar evitar que ele se torne, no futuro, um homem machista, arrogante, ou que se acha, aquele menino que é o "metido" da escola. Então vai ser desafiador, mas me sinto pronta e, principalmente, muito animada! Além disso, dizem que menino é muito mais grudado na mãe, né? Embora eu e Lua sejamos o grudinho uma da outra. O tempo todo juntas, exatamente como eu era com minha mãe.

Confira o vídeo do chá revelação do Ravi!

A *escolha do nome*

Muitos seguidores acharam que chamaríamos nosso bebê de Sol, para fazer par com "Lua". Mas "Sol", para mim, é um nome feminino, diminutivo de Solange, por exemplo. Eu não considerava a hipótese de colocar "Sol" no bebê, fosse menino ou menina. Mas o Eli, sim. Antes de sabermos o sexo e batermos o martelo em relação à escolha do nome, tivemos uma conversa engraçada.

"'Sol' não é feminino, porque é 'o' Sol", disse ele.

"Se for menino e colocarmos 'Sol', ele vai sofrer bullying na escola", rebati.

"Beleza, mas se for menina, vai ser Sol", o Eli respondeu.

"Não. Se for menina, vai ser Eva", bati o pé. "É melhor você torcer para ser menino, porque se vierem confetes e balões cor-de-rosa, vai ter discussão no chá revelação, lá na hora mesmo."

Sorte que veio menino.

Depois que já sabíamos o sexo, entramos em consenso sobre o nome Ravi muito rapidamente. Na verdade, eu convenci o Eli. Fui falando vários nomes:

"O que você acha de Leo?"

"Normal demais."

"Luan?"

"É o mesmo que Lua."

"E Noah?"

"Ah, não, era da época que a Lua seria Noah, se fosse menino. Agora não tem nada a ver."

"E Ravi? Ravi significa Sol", falei.

O Eli concordou na hora.

Acho que se eu tivesse falado só "Ravi", sem explicar o significado, ele não teria concordado tão rápido. Mas fez muito sentido na cabeça dele, que adora astrologia. No fim das contas, o processo de escolha foi muito parecido com o da Lua. À época, tínhamos mais certeza do nome de menina, até gostávamos de Noah, mas parecia que não soava tão bem assim. Com o Ravi, foi a mesma coisa: tivemos certeza na hora, sem hesitar.

Temos a nossa Lua e agora teremos o nosso Sol, Ravi.

Novos sustos

Antes de descobrir que esperávamos o Ravi, tive um descolamento ovular. Acredito que esse fato também tenha contribuído para aumentar minha ansiedade para que a gravidez passasse rápido, porque ela começou com algumas pontinhas soltas, o que incomoda qualquer mãe.

No descolamento ovular, o bebê ainda era um óvulo fecundado pequenininho que não tinha colado 100%. Desconfio que isso tenha acontecido por causa do estresse que passei na festa de aniversário da Lua. Por que inventei de fazer praticamente uma rave para uma criança de um ano? Não me arrependo, foram três dias ótimos e ela se divertiu bastante, mas tive que lidar com vários perrengues. Foi muito cansativo. No resort em Atibaia, onde fizemos o aniversário, senti muita cólica, e instinto de mãe não falha: eu sabia que havia algo estranho.

No retorno a São Paulo, fui ao médico, que trouxe o diagnóstico de descolamento ovular. Fiquei quinze dias de repouso, aplicando o hormônio que o médico indicou para que o óvulo colasse na parede do útero. Ainda não havia contado para o público sobre a gravidez, então fiquei mais tranquila porque passei por aquilo na minha intimidade. A medicação deu certo. Voltei à vida normal e segui feliz.

Mas tive um segundo descolamento, dessa vez de placenta. Sim, isso mesmo: dois descolamentos na mesma gravidez, um de ovário, bem no início, e o de placenta, algumas semanas depois. Em meados de maio (já tínhamos anunciado a gravidez publicamente), resolvemos tirar alguns dias de férias em família em Porto de Galinhas. Lá, o caos se instalou. Todos nós pegamos uma virose muito pesada. Vomitávamos muito e tivemos muita diarreia, inclusive a Lua. Foi a primeira vez que ela foi hospitalizada. Teve que tomar soro, pois estava desidratando de tanto vomitar. Me dava muita dor no coração vê-la tão fragilizada. Fiquei pensando nas mães que passam por situações extremas, de ter que internar os filhos na UTI, ou que passam muito tempo no hospital com suas crianças. Deve ser muito difícil, porque é horrível ver seu bebê hospitalizado.

Nunca vou me esquecer da cena. Enquanto tomava o soro, dava para ver que a Lua estava cansada e tristinha, querendo muito meu colo, o tempo todo. Eu também estava exausta, cansada, não sei quem estava mais fraca, se ela ou eu. Nunca saberei com certeza, mas a combinação de estar muito fraca e segurar a Lua no colo o tempo todo pode ter contribuído para o descolamento de placenta que tive alguns dias depois. Mas não posso afirmar com toda a firmeza, porque não há como descobrir a causa.

"Não fique tentando descobrir os motivos, porque você vai ficar se culpando, e às vezes não existe motivo. A placenta não descola com facilidade; se descola, já estava em uma posição ruim, então descolou", disse o médico.

Ainda em Porto de Galinhas, eu havia tido uma intuição e comentei com minha mãe: "Chegando em São Paulo, vou fazer um ultrassom, quero ver o bebê."

No dia em que eu faria o ultrassom, tudo aconteceu. Foi como se o mundo tivesse desabado por alguns instantes. Quando voltei de Porto de Galinhas, fui ao hospital para tomar medicação, em função da virose que havíamos pegado. No dia seguinte, me sentindo melhor, fui para uma reunião no nosso escritório. Estava sentada, acompanhando a conversa, tranquila. De repente, senti uma poça na perna. Eu não sabia o que era, apenas percebi que escorria um líquido estranho. Por sorte, vestia calça preta, então não me incomodei, não achei que sujaria a cadeira ou que as pessoas na reunião perceberiam.

De primeira, pensei que deveria ser corrimento, porque na gravidez da Lua eu havia tido muito corrimento e candidíase. Só que era uma poça que parecia muito mais volumosa. *Será que é sangue?*, pensei. Tive muito medo de me levantar da cadeira. Tudo isso acontecendo durante a reunião com o cliente. O pessoal de boa, tranquilo, fazendo piada, e eu com o rosto travado, sem mexer um músculo, sentindo um frio por dentro. *O que tem na minha calcinha?*, só conseguia pensar nisso. Então me levantei e falei: "Gente, sabe como é grávida, né? Toda hora tem que ir ao banheiro..."

Saí da sala de reuniões tremendo. Eu não queria ir ao banheiro e ver o que realmente tinha acontecido. Senti um medo, um pavor gigante. Corri até o lavabo do escritório, tirei a calcinha e me sentei no vaso sanitário para fazer xixi. Quando me limpei, vi o sangue. Entrei em desespero. Comecei a passar papel na calcinha e só vinha sangue, toda aquela poça que eu havia sentido era sangue... E muito! No momento em que tirei a calça, entendi que havia uma quantidade grande de sangue mesmo. Olhei para o vaso sanitário e a água estava vermelha. Era um sangue não de menstruação ou de escape, mas um vermelho vivo.

Naquela hora, tinha certeza de que havia perdido o bebê.

Só passavam pela minha cabeça pensamentos negativos. *Meu Deus, não era para termos esse filho?* Eu me sentia num limbo, estava pronta para a pior notícia do mundo. Tenho essa característica de me preparar para o pior, e aquele sangue todo me assustou. Saí do banheiro e procurei minha mãe, que estava no escritório naquele dia. Chorando, falei: "Estou sangrando muito."

Ela percebeu meu desespero e me abraçou, tentando me acalmar: "Pode ser um escape, um descolamento de placenta, podem ser dezenas de outras coisas que você não sabe. Tem mães que nem descobrem que estão grávidas porque ficam sangrando durante cinco meses, menstruando. Fica calma, respira. Vamos na médica."

Enquanto isso, o Eli não sabia de nada. Ele também estava lá, mas em outro ambiente, mostrando o escritório para um cliente. Depois que minha mãe conversou comigo, consegui me acalmar um pouco. Falei: "Chama o Eli, vamos para o hospital."

Nós três saímos correndo para a Pro Matre, maternidade onde tive a Lua. Chegando lá, por coincidência, a médica de plantão que me atendeu era a mesma com quem me consultava quando eu fazia os ultrassons da primeira gestação. Esse acaso do universo foi especial. Ela segurou minha mão e disse: "Calma, Viih, você já vai melhorar, vai ficar tudo bem."

Entrei no consultório e, já na maca, antes mesmo de a médica clicar na imagem para verificar os batimentos cardíacos, assim que ela passou o equipamento de imagem na minha barriga, vi o Ravi se mexendo e percebi uma vibração em seu peito. Desabei no choro, de emoção: "Ele está vivo!"

Acho que nunca chorei tanto, chegava a soluçar. Quando olhei para o lado, todos ao meu redor choravam também: a médica, a enfermeira, a concierge da maternidade, minha mãe, o Eli, todo mundo. Percebi o quanto o Ravi já era uma criança amada e esperada.

A médica, então, mostrou os batimentos cardíacos, e estava tudo certo. A partir daí, começou a procurar a razão para o sangramento, e descobrimos o descolamento de placenta. Graças a Deus, foi razoavelmente pequeno, em uma região lateral da placenta que não prejudicou o desenvolvimento da gravidez. Mas, ainda assim, precisei ficar de repouso a partir de então e tomar medicação.

Neste momento, em que termino de escrever este livro, eu e Ravi estamos de dezenove semanas. Estou vivendo uma vida bem leve, por causa das recomendações médicas em razão do descolamento. Não posso subir muitos degraus, nem fazer atividades físicas ou pegar avião. Não posso transar, mas nesse aspecto o Eli é superparceiro e entende, me respeita, como sempre respeitou. Também perdi alguns trabalhos, mas, honestamente, a única preocupação que tenho hoje é a saúde do meu filho. No fim das contas, não tive descolamento grave, não vou ter que ficar deitada na cama durante os nove meses de gestação. E o mais importante é que meu filho está bem.

Foi apenas um susto.

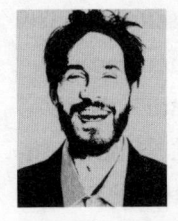

Ao saber do sangramento da Viih, tive a reação mais racional possível. Eu estava mostrando o escritório para um cliente quando uma funcionária da nossa equipe entrou na sala, assustada, e disse: "Preciso falar com você. É urgente."

Fomos para outra sala e ela me contou: "A Viih teve um sangramento e precisa ir para o hospital."

Neste momento, a única coisa em que eu pensei foi: *O que precisamos fazer para resolver?* Fui até a Viih e a vi chorando muito, desesperada. Eu não disse nada, apenas peguei a chave do carro e a levei até a saída do escritório. Se eu falasse algo, ela poderia ficar mais nervosa ainda. No elevador, comecei a pensar: *Para que hospital nós vamos? Para quem preciso ligar?* Liguei para a Pro Matre e para o nosso médico.

Dentro do carro, a Viih continuava bastante nervosa. Pensei: *Preciso acalmá-la.* Em São Paulo, o trânsito não ajuda, e enfrentaríamos mais de uma hora de percurso até chegar ao hospital. Segurei em sua mão e falei: "Fica tranquila, Deus está com a gente, e a vontade dele é soberana. Você sentiu dor?"

"Não, não senti dor", respondeu ela.

"Então não vai ser nada", afirmei. "Não vamos pensar no pior. Vamos mentalizar as melhores coisas do mundo, é o que precisamos fazer agora."

No caminho, o médico ligou para o celular da Viih, a fim de entender melhor a situação. Como eu não havia perguntado nada a ela para não a deixar nervosa, não tinha as informações exatas para explicar ao médico o que havia acontecido, quando ligamos pela primeira vez.

Ela conversou com ele e explicou. Descreveu a cor do sangue, relatou o que tinha acontecido. Durante essa conversa, a Viih ficou mais calma. As palavras do médico a deixaram tranquila.

Por fora, eu me mantinha sereno. Por dentro, estava muito nervoso e preocupado, mas não quis deixar transparecer nada. Chegamos ao hospital e fomos atendidos. Assim que descobrimos que o bebê estava bem, caímos no choro. Um choro de alívio.

Perda de identidade

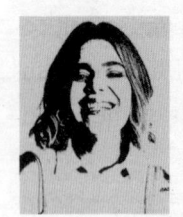

Pelo fato de ter vivido essa experiência assustadora, tive que passar muito tempo repousando na cama, sem fazer nada. E isso afetou minha autoestima. De repente, comecei a me sentir horrorosa, da mesma maneira que havia me sentido durante o puerpério após o nascimento da Lua. Foi curioso porque o sentimento de perda de identidade, que acreditei que nunca mais sentiria, voltou a aparecer. Fiquei até um pouco chocada. Primeiro, por estar sentindo aquilo. E, segundo, por estar ainda na gestação. Quando o Ravi nascesse, talvez fosse normal, mas grávida? Eu não sei se isso é realmente comum a todas nós, mães, ou se é porque estou convivendo com o tédio. Não posso fazer muitas coisas, então passo o tempo descansando, faço reuniões de trabalho on-line, mas nada muito exagerado. Basicamente, fico em casa. Minha casa é uma delícia, mas ainda assim cansa. E acho que esse ritmo mais lento acabou me afetando.

Olho para as roupas no meu armário e quero trocar tudo de novo. Não gosto de nada. Penso: *Meu Deus, estou ficando maluca! É um processo sem fim!* Ao mesmo tempo, às vezes vem aquela reflexão: *Calma, gravidez são nove meses de hormônios completamente insanos, é como se eu estivesse de TPM durante nove meses. E na TPM a gente costuma se achar horrorosa mesmo.* Nessas horas fico mais calma e respiro.

Essa sensação de perder a identidade (de novo) me trouxe também outro insight. Independentemente de existir o sonho de ser mãe ou não, de ser um filho ou dois, não podemos achar que temos controle de tudo.

Não temos controle da vida de outra pessoa, mesmo que essa vida tenha sido gerada por nós.

Não temos controle se teremos parto normal ou cesárea, se conseguiremos amamentar ou não, se o bebê terá cólica ou não. Inclusive, não temos controle se o segundo será igual ao primeiro. Na verdade, penso que é exatamente o contrário. Muitas coisas que acontecem com o primeiro não acontecem com o segundo, e vice-versa. Às vezes, o primeiro é um "pimentinha" e o segundo, um santo. Às vezes, acontece o oposto.

Como não sabemos nunca o que acontecerá exatamente, acho que um bom caminho é basear a maternidade no amor, na paciência e no respeito, e tudo vai dar certo. Não podemos agir a partir da cobrança, da culpa, do controle e do que idealizamos. Às vezes, temos que deixar de lado o que queremos para nós mesmas, sermos menos egoístas e lembrarmos que há uma outra vida ali, aguardando para nascer.

Por exemplo, há dias em que tive uma dor muito forte na parte baixa da barriga e achei que estivesse relacionada ao descolamento. Ao fazer os exames, descobri que meu útero é muito pequeno e está cansado. As dores eram do músculo esquelético, como se meus ligamentos estivessem mais frouxos por conta da outra gestação. Não é considerado tão pequeno a ponto de ser uma síndrome, mas ele é, sim, pequenino e está muito fino, porque faz pouco mais de um ano que gerou um bebê. Por causa disso, a chance de eu ter parto normal é baixíssima. Não posso correr o risco de romper o útero, que é algo muito grave.

"Viih, não vai dar para você ficar dez horas fazendo força, seu útero não vai aguentar", disse o médico.

Então a expectativa que eu tinha de talvez, na segunda gestação, conseguir um parto normal já foi por água abaixo. Mas estou lidando com isso de maneira diferente. Não me cobro mais tanto. Já estou com outra energia, de uma mãe que passou por inúmeros aprendizados.

Em relação à amamentação, também sinto que será diferente. Vou amamentar o Ravi o máximo que eu puder, mas até onde for saudável não só para ele, mas para mim também. No caso da Lua, cheguei a tomar remédios que não eram saudáveis para mim, que pensava serem ideais para produzir leite, e não eram. Então, com o Ravi, vou amamentar até o momento em que eu considerar que está sendo um processo gostoso. Claro que meu seio vai doer, não posso me permitir imaginar que a amamentação será um mar de rosas, mas não vou me forçar a aguentar mais do que o meu limite.

> *Se precisar desmamar, quero estar com a consciência tranquila de que dei o meu máximo, e de que eu e Ravi vivemos nosso momento juntos da maneira mais linda possível.*

Ao mesmo tempo, não estou pensando tão negativamente, achando que tudo vai dar errado. Não quero carregar uma energia pessimista só porque a amamentação da Lua foi desafiadora. Simplesmente vou deixar fluir, da maneira mais leve possível, porque uma das experiências mais lindas que vivi com a Lua, ainda que difícil, foi exatamente a amamentação. Quero que aconteça o mesmo com o Ravi. Torço para que meu filho nasça com uma boa sucção para que a amamentação aconteça mais naturalmente, mas deixo nas mãos de Deus.

Se, em algum momento, perceber que não estou bem, não quero me sentir mal por falar a frase: "Não estou dando conta." Às vezes, achamos que a mãe tem que dar conta da casa, do marido, do filho, da escola, do trabalho... Não precisamos resolver tudo o tempo inteiro. Tem horas que é preciso aceitar e falar: "Hoje não deu, e está tudo bem."

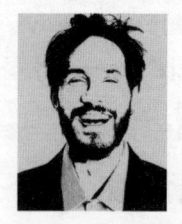

A segunda gestação da Viih está sendo muito diferente da primeira, quando eu não sabia de nada e, por isso, tinha medo de tudo. Tinha medo das pessoas nos julgarem, do que iria acontecer, das mudanças que viriam e do futuro também, porque nem eu sabia como seria no papel de pai. Nesta segunda gravidez, eu me sinto muito mais leve.

Tenho um único receio. Quando se vive uma experiência pela segunda, terceira ou quarta vez — e isso acontece com todo ser humano, em diversas situações —, há uma tendência a relaxar. "Já sei como é", é o que se costuma sentir. Só que não é bem assim quando se trata da paternidade.

Na primeira gravidez, pelo fato de eu nunca ter vivenciado aquilo, o medo de tudo me fez ser muito cuidadoso e dedicado. Estudei, busquei informação, fiz cursos. Na primeira gravidez, eu tinha atenção redobrada. Qualquer espirro que a Lua dava, eu já estava de prontidão. Meu sono, antes pesado, se tornou leve. Se a Viih se mexia um pouco na cama, eu já acordava com medo e perguntava: "O que está acontecendo?"

Agora, tenho medo de que não seja da mesma maneira. Pelo fato de ter tido a primeira experiência, fico com medo de relaxar. Tenho receio de não ser o mesmo Eliezer que fui na primeira. De não ser o mesmo Eliezer para a Viih e para o Ravi.

A segunda gravidez também está sendo muito diferente porque temos uma terceira pessoa na equação, a Lua. Ela é uma criança muito esperta e ativa, que demanda nossa atenção e companhia. Então, logo mais, conforme o Ravi crescer dentro do útero, a Viih já não poderá fazer tudo com a filha. Nesse momento, terei que ser ainda mais participativo, porque não queremos que a Lua sinta a mudança. E eu sou um só, então fico pensando: *Claro que vou dar todo o suporte para a Lua, mas e a Viih?* É uma reflexão constante na minha cabeça, até mesmo uma cobrança.

Mas sei que vamos lidar com isso também, serão novos aprendizados. Estou muito feliz! Eu me sinto muito mais leve e tranquilo porque não tenho mais todos aqueles medos de pai de primeira viagem. Estamos vivendo a gestação de forma mais natural. Ao contrário da Viih, não sinto ansiedade para o Ravi nascer logo. Ainda não cheguei nessa fase.

Como pai de menino, sei que terei o enorme desafio de ensinar o Ravi a não repetir os comportamentos machistas que a sociedade impõe. Ficarei ainda mais atento para evitar qualquer tipo de fala ou atitude que remeta a esses comportamentos, mesmo que "na brincadeira", para que ele não os considere normais, e para que cresça sendo um homem que respeita o próximo sem fazer distinção de gênero, raça, classe social. Principalmente, que respeite as mulheres. Desde pequeno, vou ensiná-lo a cuidar: das pessoas, da natureza, dos irmãos de quatro patas, da irmã. Quero despertar nele o sentimento de cuidado que faltou em mim quando era criança. Tenho plena consciência de que seu maior exemplo, dentro de casa, sou eu.

E o terceiro?

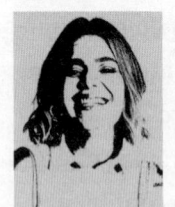

Como a gestação da Lua foi muito tranquila, eu costumava falar: "Quero ser grávida várias vezes na vida!" Agora, em razão dos descolamentos e pelo fato de estar muito tempo de repouso, fiquei com um pouco de receio de gerar um terceiro filho. Perdi a vontade de ficar grávida novamente. Quero aproveitar a gestação do Ravi ao máximo, porque acho que será a última.

Ao mesmo tempo, sou muito nova. Pode ser que, lá pelos meus trinta anos, queira engravidar. Então, não digo que "nunca mais" estarei grávida, mas tenho a sensação de que não acontecerá de novo. Queremos ter um terceiro filho, e nesse caso pensamos em adotar, o que também é outro sonho meu. Mas, primeiro, vamos viver a experiência do segundo. Só depois vamos decidir se adotamos ou não.

À espera de Ravi

De uma coisa tenho certeza: me sinto muito mais preparada nesta segunda gestação. Posso quebrar a cara? Posso. Já aprendi a não criar expectativas de que vou ter o controle de todas as situações, mas me sinto mais pronta. Não alimento mais aqueles medos de dar banho, de pegar a criança errado. Estou preparada para as noites sem dormir, para os perrengues da amamentação e para todas as novas experiências que vierem. Principalmente porque sinto que agora será tudo mais leve. Estou ansiosa para viver tudo com ele: a primeira mamada, cheirar a cabecinha do Ravi, o primeiro sorriso, os primeiros passos, as primeiras palavras, ver a Lua interagindo com o irmão... Vou me emocionar a cada coisa. E agora, por estar mais segura de todo o processo, sei que vou acabar curtindo de forma diferente. Me sinto mais preparada, não serei pega de surpresa com qualquer novidade no meio do percurso. Sinto que meu puerpério não será mais tão caótico — e, na verdade, é estranho falar isso, mas estou até ansiosa pra vivê-lo. Estamos felizes e animados! Cada maternidade é uma aventura e estamos muito empolgados com a próxima, que logo chegará.

Porque, no fim, vivendo a gestação pela segunda vez, a gente passa a entender que tudo são fases. As difíceis passam e as felizes deixam saudades.

Por isso, digo: registre o máximo que puder todos os momentos com seus filhos, até naqueles dias caóticos.

Garanto que até esses dias, quando você acha que só está vivendo momentos difíceis, deixarão saudades. Na maternidade, você aprende que está tudo bem não se sentir bem o tempo todo, devido a todas as mudanças, e que isso não tem nada a ver com o amor pelos seus filhos.

Mesmo contando como várias fases foram difíceis para mim, eu sei que isso não tem a ver com meus filhos, e sim com as mudanças pelas quais passei. O meu sentimento por eles transborda, eu os amo tanto que não tem como descrever! Daria minha vida por eles, faria tudo o que fosse necessário pela felicidade deles! Eles são a minha vida! Me tornei aquela mãe clichê, eu sei... mas sempre soube que meu maior propósito seria esse: ser mãe!

Eu me despeço aqui de vocês, leitores, e enquanto escrevo, ainda de repouso em casa, o Ravi cresce bem e saudável dentro de mim, com dezenove semanas, rodeado de amor. E aproveito a vida mais leve em casa para curtir ao máximo a minha pequena Lua. Passamos todos os dias juntas, nos divertindo muito, lendo livrinhos, brincando de bola e boneca — que é o que ela mais ama — e, claro, sentindo o irmão chutar. Ele já é o "nenê" dela. Mal podemos esperar para conhecê-lo e apresentá-lo a vocês.

FIM
(*ou só o começo?*)

Agradecimentos

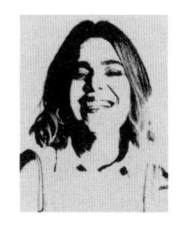

Dedico este livro aos dois que mais amo nesse mundo:

Meus filhos Lua e Ravi, por me darem um sentido muito mais lindo para a vida e pela oportunidade de ser a minha melhor versão: Mãe!

Vocês são a minha vida! Por vocês eu vou fazer tudo, sempre! Quero que saibam que já tenho muito orgulho de vocês!

Um muito obrigada obviamente a minha mãe, que sempre acreditou em mim, me deu a mão e me criou da mesma forma que pretendo criar meus filhos: com amor, paciência e respeito! Que nossa relação — que é de carne e unha, melhores amigas — eu tenha também com meus filhos.

Agradeço a minha tia (gêmea da minha mãe) Regiane, por ser minha segunda mãe!

A meu padrasto Enrico, por ser o avô que sempre sonhei em dar para os meus filhos.

Ao Eli, que agora vai ler tudo que escrevi sobre nossa história: ele que é um marido tão parceiro, paciente, presente e protetor! Obrigada por ser o melhor pai que meus filhos poderiam ter! Eu não sei como Deus te achou pra mim, não sabia que eu merecia tanto!

E claro, aos meus fãs, que me acompanham desde que tenho treze anos e viveram todas as minhas fases comigo. Sou muito grata a vocês! Nunca vou me esquecer de tudo que me permitiram viver!

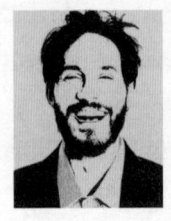

Dedico este livro primeiramente aos meus filhos, que me transformaram por inteiro. Mudaram a minha forma de ver a vida, de tratar as pessoas... mudaram a minha forma de amar. Espero que, quando crescerem, eles leiam este livro e saibam que dei o melhor de mim para eles.

Agradeço muito a minha mulher (e que mulher!). Ela tem tanta maturidade e inteligência emocional que, às vezes, olho para ela e penso: *Meu Deus, não é possível que ela só tenha vinte e poucos anos*. Não é fácil ser mãe, não é fácil ser julgada desde os treze anos... e ela já traz no nome o que ela nasceu pra ter/ser... Vitória. Te amo, meu amor.

Agradeço também às mulheres que me criaram: minha mãe, minha irmã e minha avó.

Obrigado, Beatriz, por me ensinar resistência.

Obrigado, Isabela, por me ensinar lealdade.

Obrigado, Julieta, por me ensinar resiliência.

Eu amo vocês. E amo também o Emidio, que nas matérias e matemáticas da vida sempre esteve lá. Obrigado por cuidar tão bem de todos nós.

Agradeço também a meu avô Eliezer, meu xará... quer dizer, eu que sou xará dele. Ele já se foi, mas tenho certeza de que está muito orgulhoso do homem que me tornei e da família que construí. Queria que ele soubesse que muito do que tento ser eu aprendi com ele.

Um muito obrigado a meu pai. Obrigado por nunca soltar minha mão. Meu pai se separou da minha mãe quando eu tinha oito anos, mas isso nunca foi motivo para ele me deixar. Pelo contrário, mesmo na ausência física, se fazia presente. Obrigado por ter me "ensinado a pescar" e por nunca ter me "dado o peixe limpo e pronto para comer".

Muito obrigado a minha boadrasta Leila, que me deu um dos maiores presentes e amores da minha vida, meu irmão Luís Miguel. Este livro é para você também, meu irmão! Te amo demais e vou sempre estar aqui por você.

Ao meu sócio, irmão, amigo e parceiro de vida Pedro Mamutus: eu posso facilmente dizer que tudo que tenho hoje eu devo a você. Se eu fosse precificar isso, precisaria ganhar (no mínimo) as 24 edições do BBB. Eu te amo.

Um muito obrigado aos meus amigos e fiéis escudeiros que nunca viraram as costas para mim, mesmo quando todos fizeram isso. Igor, Marcelo, Sérgio, Buguil, Duda, Priscila, Adrian, Nathalia, Rafael (ainda vou me arrepender disso, rs). Nunca vou me esquecer do que fizeram por mim. Amo vocês.

E, por último, agradeço a Deus, pois tenho certeza de que tudo isso é obra dele, perfeitamente orquestrada por ele. Me emociono até em escrever. Obrigado, meu Deus, por tudo e por tanto.

1ª edição	SETEMBRO DE 2024
impressão	LIS GRÁFICA
papel de miolo	LUX CREAM 60 G/M²
papel de capa	CARTÃO SUPREMO ALTA ALVURA 250 G/M²
tipografia	FREIGHTTEXT PRO E TARZANA NAR OT